JN041358

やさしくわかる！麻酔科研修

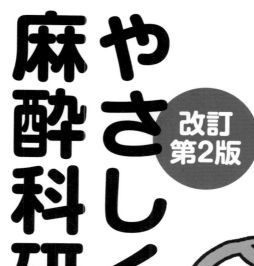

改訂第2版

讃岐美智義

呉医療センター・
中国がんセンター麻酔科
讃岐美智義

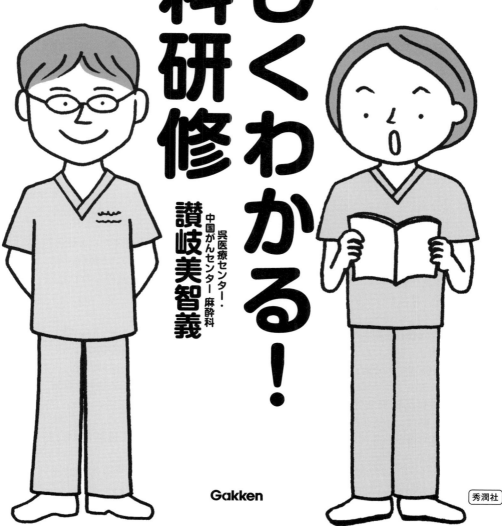

Gakken

秀潤社

開講！ 讃岐塾

　世の中には多くの教科書やハンドブックが出回っているため、最近はどれを選んでよいのか分からない「ハンドブック難民」が続出している。中身はといえば、多くの場合、従来の教科書の形を踏襲して、総論の次は各論という具合に、ありきたりの項目が順番通りに並んでいる。これでは、どの書籍もかわり映えがないと読者から判定されてしまう。「体裁や中身で勝負！」と出版社は考えているはずであるが、構成が変わらないことで読者は飽き飽きしているはずである。

　本書は、そのような教科書的な書籍ではない。麻酔科学の全般について本質を考えさせるような内容を取り扱いたいという思いで執筆したものである。本書の狙いは、通り一遍の解説では本当の意味が伝わらないことをわかりやすく解説することである。

　筆者は、臨床研修病院や大学病院で研修医や麻酔科専門医をめざす医師、看護師・薬剤師・臨床工学技士・臨床検査技師などのメディカルスタッフや学生などに麻酔科学を理解してもらおうとしてきた。教科書の内容を噛み砕くだけでなく、周辺の雑学を交えて様々なアプローチで解説をしてきた。ちまたでは「讃岐塾」と呼ばれている。そのため、皆の印象に強く残るらしく麻酔科学を好きになってくれる方々も増えてきた。このような活動を通して、いろいろなところでお話しした内容やブログなどで話題にした内容を再編集して、教科書の行間を補うような書籍とした。これまでの書籍では言葉で表現できなかったものを、あえて表現したものが本書である。

じつは本書の目的はもうひとつある。

麻酔科医を志したが、さまざまな理由で中断せざるを得なくなった方が、再度、麻酔科医を目指そうとすると、麻酔科領域のあまりの変化に戸惑うことがあるだろう。また、メディカルスタッフの方々も、昔学んだ麻酔と今実際に行われている麻酔は大きく様変わりしていることを感じていると思う。そういう時に本書を頼って再学習していただきたい。

現在の麻酔科学は薬剤やモニター、機器の進歩が速く、以前の知識では対応できない。特に、2000年代後半以降の麻酔とそれ以前の麻酔は大きく異なっている。「今風の麻酔」という言葉があるとすれば、「昔風の麻酔」とは考え方が異なってきているということである。以前に得た知識や技術だけでは、対応できないことも多い。「昔とった杵柄」は、通用しないこともあるのだ。しかし、まったく別の分野というわけではないから、かつて麻酔科学を学んだ者が「やる気」を持って勉強すれば、「今風の麻酔」を理解するのは比較的容易なはずである。

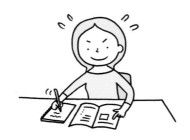

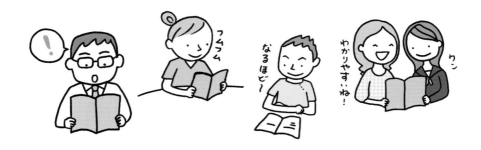

　本書の内容は、専門性を必要とする医師にも満足してもらえるような難しいテーマも含んでいるが、とてもやさしく解説しているので、医療に関わるどのような職種の方にも（もっといえば中高生にも！）理解していただけると思う。麻酔科学を教科書やハンドブックで勉強することでは十分に理解できなかった方々に、是非読んでいただきたい。本書には讃岐塾のノウハウが詰まっている。隅から隅まで読み込んでいただければ幸いである。

　讃岐塾へようこそ。

2015年春　　広島にて
改2022年冬　広島にて

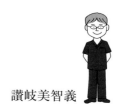

讃岐美智義

目 次

麻酔とは、麻酔科医とは　1章

全身麻酔と鎮静の違いを説明できるか？　　　……14

マイケルの死に学ぶ鎮静　　　……18

麻酔をせずに手術するとどうなる？　　　……24

なぜ麻酔科医が必要か　　　……27

お金の取れる麻酔　　　……30

先手やぶ医者方式　　　……32

● コラム　やぶ医者　　　……34

今風の麻酔　　　……35

麻酔をするとどうなる？　2章

全身麻酔の定義　　　……40

麻酔の導入・維持・覚醒　　　……43

麻酔を導入すると起こること　　　……46

鎮痛! 鎮静! 筋弛緩!　　　……49

全身麻酔と区域麻酔（昔の局所麻酔）　　　……52

全身麻酔と区域麻酔を組み合わせる　　　……54

バイタルサインはどう考えるか　　　……57

麻酔中には何が変化するか　　　……59

麻酔中には何をモニターすればよいか　　　……62

救急蘇生のＡＢＣの本当の意味　　　……66

麻酔を醒ますと起こること　　　……68

気道確保 人工呼吸 循環の維持 3章

イレインの物語とJSA-AMA ……72

基本はマスク換気 ……78

「脇を締める」＝「上腕を外旋させる」 ……84

● **コラム** EC法 ……85

確実な気道確保 ……86

確実な気道確保とは何か？ ……86

気管挿管の極意 ……90

道具は進化する ……93

● **コラム** 喉頭鏡の素振り ……95

手術麻酔における人工呼吸の考え方 ……97

麻酔中に循環をコントロールするには何を知るべきか……102

血圧とは何か ……102

どこまで血圧を下げてよいか ……107

循環を維持する 血圧を保つには、昇圧薬とは何か、輸液の評価 ……109

危険な低血圧と昇圧薬の身分 ……114

危険な低血圧とは ……114

昇圧薬の身分（平民、貴族、王族にたとえると） ……115

昇圧薬の作用 ……117

昇圧薬の使い方まとめ ……121

バイタルサインのミカタ ……122

麻酔中の脈拍と血圧 ……122

血圧・心拍数（脈拍数）変動から考える ……124

動脈圧波形のみかた ……127

● **コラム** 動脈ラインの適応 ……133

● **コラム** 「モ原病」の診断基準 ……134

低酸素、低血圧、心停止 ……137

● **コラム** アドレナリンかエピネフリンか ……139

内呼吸と外呼吸をつなぐモニター 141

　　呼吸と循環のかけはし 141

　　たかがCO_2 されどCO_2 144

　　人工呼吸中の患者の呼吸異常はDOPEの順に考えよ！ 147

麻酔を極める　技を盗む　4章

昔の麻酔と今の麻酔 150

　● コラム　神経系のコントロールと麻酔科医の仕事

　　　　（麻酔科力とは？） 156

MACは使えるか？ 157

　　MACとは何か？ 157

　　麻酔にかかりやすい人、かかりにくい人、かかりすぎる人 159

　● コラム　本当の吸入麻酔薬の維持濃度（讃岐塾：場外乱闘） 161

　　血液／ガス分配係数の謎 161

鎮痛と鎮静は相乗作用 165

　　鎮痛と鎮静は相乗作用 165

　　鎮静と鎮静は相加作用 169

麻酔薬は進化する　─管理上の注意点は何か 171

　　全身麻酔に使用する薬剤 171

　　麻酔モニターのガイドライン 174

　　脳波モニター、筋弛緩モニターはセットメニュー 176

　　術中覚醒 186

　　麻酔器の構造と低流量麻酔 188

　● コラム　低流量麻酔とトータルフロー 190

　　電気、ガス、水道？ 192

シリンジポンプのおきて ……194

シリンジポンプを正しくセットしよう ……194

ガンマ計算 ……197

並列交換、スライド交換 ……198

TCIポンプ ……199

弘法は筆を選ぶ ……202

外科医の足元と手術手技 ……203

スーパー麻酔科医 ……205

● コラム 麻酔手技と身体の使い方 ……206

医療は医学とは異なる WHO手術安全チェックリスト ……207

● コラム わかっていることとできること／
確認と手順、判断のスキル ……210

術中にきちんと仕事をする ……212

麻酔の組み立てを考える（いつが危ない、何が危ない） ……212

術中の麻酔管理で麻酔科医がすべきこと、考えること ……213

WHO手術安全チェックリスト（麻酔導入前の確認） ……214

麻酔開始前の麻酔器チェック ……216

気道管理アルゴリズム（JSA-AMA） ……217

WHO手術安全チェックリスト（手術開始前の確認） ……218

危機的出血のガイドライン ……219

輸血準備と手術 ……221

患者の急変は誰の責任？ ……222

● コラム 産科危機的出血への対応ガイドライン ……223

SASと手術患者の予後 ……224

手術や麻酔による合併症を考える ……224

覚醒を大事にしよう ……226

PONV ……226

キセる麻酔「キセってます」 ……228

全身麻酔と睡眠の違い ……230

術前の患者状態と全身管理計画 5章

全身状態良好 ……234

ASAクラス分類と死亡率 ……234

● **コラム** ASA の術前身体状態のクラス分類 ……237

METsはダイエットの消費カロリー計算ではない ……239

術前診察 ……241

麻酔科術前診察では何を見るのか ……241

口麻酔の活用 ……243

手術侵襲（手術手技）と患者術前評価 ……246

循環器に問題なければ全身麻酔は可能か ……246

よくある合併症 ……248

循環器疾患 ……248

呼吸器疾患 ……251

糖尿病 ……252

術前内服薬はどうするのか ……254

肺塞栓予防のガイドライン ……256

術後の患者 6章

術直後と術後 ……260

麻酔科医の責任範囲 ……260

術直後、術後とは ……262

正常な術後患者とは ……264

快適な術後と、うまい麻酔 ……264

術直後の評価ポイント ……265

術後鎮痛の考え方 ……269

エピローグ　7章

その場その場で何を考えるか？何を信じるか？ ……274

これからの麻酔科医に求められること ……276

　　麻酔はゲームだ ……276

　　チームで周術期管理 ……277

お金の取れる麻酔、麻酔科医（讃岐塾基準） ……279

　　お金の取れる麻酔、麻酔科医の意味 ……279

　　攻めの麻酔と守りの麻酔 ……279

　　お金の取れる麻酔、麻酔科医であるための条件
　　（讃岐塾10カ条） ……280

麻酔科医のイメージの変遷 ……282

索引 ……284

著者紹介 ……290

1章

麻酔とは、麻酔科医とは

全身麻酔と
鎮静の違いを
説明できるか？

　医療が高度になってくると、侵襲的な検査や処置が必要になってくる。しかし、誰しも、苦しいことや辛いことは拒否したいに決まっている。

　そういうわけで、近年、苦しい検査や処置をする時に「鎮静」を行うことが多くなってきた。例えば、上部・下部の消化管内視鏡検査（胃カメラや大腸カメラ）、循環器領域の心血管カテーテル検査（心カテ）、呼吸器領域の気管支鏡検査（ブロンコ）、小児の CT や MRI 検査などである。

　鎮静の目的は「意識をなくす」ことではなく、**「不安を除去する」**ことである（小児や認知機能の低下した人では、意識をなくすことを要求される）。不安を除去するための「最小限の鎮静」から、「中等度の鎮静」になると意識が消失し、さらに「深い鎮静」になると自発呼吸が不十分となり気道管理の必要も生じる。さらに鎮静が深くなると「全身麻酔状態」となり、痛み刺激でも覚醒せず、心血管系反応が破綻するおそれがある[1, 2]。つまり、鎮静の程度を深くしていくと、いずれは生命の危機が訪れる。

　このような鎮静の程度と生体の反応を、筆者がわかりやすく図にしてみた（**図1-1**）。

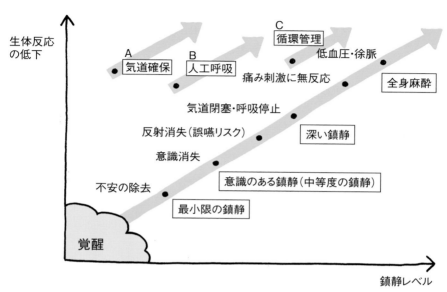

図1-1　鎮静レベルと生体反応低下

この図を見て、皆さんは何を感じるだろうか？

鎮静を行う際には、**「生命の安全を確保する必要がある」**ということに気づいて欲しい。

「鎮静」とは、不安を除去したり、苦しくないように反応性を減弱させる行為である。一方で、**「全身麻酔」とは、意識はもちろんであるが痛み刺激に反応しない状態にすること**である。

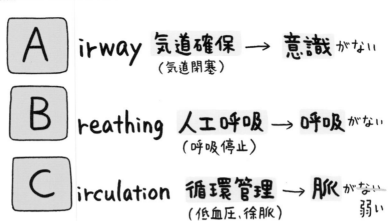

図1-2　救急蘇生のABC

　このように、「鎮静」と「全身麻酔」は、求めるものが異なる行為のはずであるが、鎮静を深くしていくと全身麻酔と同等の状態になってしまう。

　つまり、鎮静は**気道閉塞（気道反射の抑制）、呼吸停止、循環虚脱を引き起こす**ので、それらを保障しなければ生命に危険が及ぶのである。

　安全な鎮静レベルは、「不安の除去」を目的に行う最小限の鎮静や意識のある鎮静（中等度の鎮静）であるが、その状態を保持するには、患者の状態を観察しつつ鎮静薬を処置（侵襲の程度）に応じてうまくコントロールする必要がある。

　つまり、全身麻酔を行う時には、気道閉塞（気道反射の抑制）に対して**気道確保（airway）**、呼吸停止に対して**人工呼吸（breathing）**、循環虚脱に対して**循環のサポート（circulation：輸液や循環作動薬など）**を行うつもりで、あらかじめ準備して臨まなければならない（**図1-2**）。**なにはなくとも ABC** である。

　「鎮静」を行うつもりで、不意に鎮静レベルが深くなってしまった場合には、心構えや道具、薬剤および人の準備ができておらず、患者を生命の危機に陥れる現実がある。

　鎮静を行う時にも、意識、呼吸、循環のモニタリングや観察を行い、それぞれが危機的な状況に陥った時に、逐次対応すれば何も問題はないはずである。

参考文献

1) Committee of Origin: Quality Management and Departmental Administration. Continuum of depth of sedation: definition of general anesthesia and levels of sedation/analgesia. https://www.asahq.org/standards-and-guidelines/continuum-of-depth-of-sedation-definition-of-general-anesthesia-and-levels-of-sedationanalgesia

2) American Society of Anesthesiologists Task Force on Sedation and Analgesia by Non-Anesthesiologists. Practice guidelines for sedation and analgesia by non-anesthesiologists. Anesthesiology 2002;96:1004–17.

マイケルの死に
学ぶ鎮静

　マイケル・ジャクソン（MJ）が亡くなったのは、2009年6月25日（木）（カリフォルニア時間）であった。

　自宅にて心肺停止状態に陥り、MJ のスタッフが救急隊に通報した。

　12時26分に救急隊が到着し、13時14分にカリフォルニア大学ロサンゼルス校（UCLA）付属病院へ救急搬送された。

　その後、約42分間に及ぶ蘇生活動を行うも、14時26分に死亡が確認された。50歳だった[1]。

　筆者はその時、麻酔科学サマーセミナー[2]に出席するため沖縄にいた。会場への移動中だった2009年6月26日（金）の午後、たしか14時頃（日本時間）、ラジオのニュースで知ったことを覚えている。そして、10年以上経過した今でも思い出すのだ。

　MJ の死因は、不眠のため多剤の睡眠薬や鎮痛薬を内服したり静注したりしていたことに加えて、専属医のマレイ医師がディプリバン®（プロポフォール）を投与したことによる疑いが強い。マレイ医師は、MJ のツアー専属医として2009年5月から月額15万ドルで雇用されており、MJ 死亡時に心肺蘇生を行った（行えなかった）とされる。

　MJは白斑症（肌が白くなる皮膚病）を患っており、この病気の症状として全身に痛みが出る。そのためMJは、痛みと不眠に悩んでいた。

　マレイ医師は、MJの不眠治療のために、5月中旬から6月22日までの6週間にわたり、毎晩プロポフォールを投与した。依存症になることを懸念し、6月23日にはプロポフォールの使用を中止し、代わりに催眠鎮静薬であるロラゼパムとミダゾラムに切り替えた。

　しかし、死亡日である6月25日にはロラゼパム、ミダゾラムを断続的に投与するもMJを眠りにつかせることができず、MJの要求により、プロポフォール25 mgにリドカインを加えたもの[※1]を点滴投与した。

　MJが眠りについた後、マレイ医師はトイレのため、2分間程MJのもとを離れ、戻ると呼吸をしていなかったと供述している。呼吸抑制作用のある麻酔薬プロポフォールの投与中は、患者の呼吸状態などを常に監視し続けることが義務づけられている。専門家らは、MJに対する薬物のカクテル投与[※2]はきわめて危険だったと指摘している[1]。

　プロポフォールを投与した後に持ち場を離れるとは何事であろうか。

　プロポフォールは静注直後ではなく、**少し遅れてから作用がピーク**を迎える。血中濃度は静注するとすぐに上昇するが、その直後に急降下する。しかし、効果部位（脳内）濃度は遅れて上昇し、ゆっくりと元に戻る。作用や副作用が効果部位の濃度によって決まるのであれば、いったん呼吸が止まったり血圧が下がった後も、しばらくその状態が続くのは納得できる。効果部位の濃度は「ゆっくり」しか低下しないのだ。そして静脈内に投与してしまったものは容易に取り戻せない（**図1-3**）。

[※1]　プロポフォールは単独で静注すると血管痛がひどいため、リドカインを混ぜることにより血管痛を軽減する作用を狙ったと考えられる。

[※2]　検死解剖で、MJに9種類の薬が投与されていたことが明らかになった。床にはディプリバン®と局所麻酔薬であるリドカインのアンプルが散乱していた。クローゼットからはディプリバン®9本とリドカイン6本が発見された[3]。

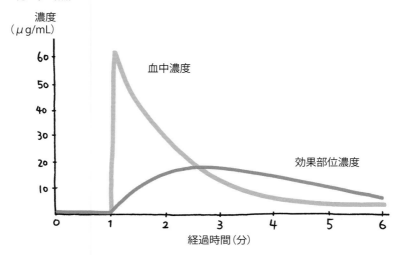

図1-3　プロポフォール1回静注時の血中濃度の変化
プロポフォールの効果部位濃度は2〜3分後にピークを迎え、その後「ゆっくり」低下する。

　MJの死は、**「状態が変化すること」**や**「状態が回復すること」**を、**「その場にいて監視すること」**がどれほど大切かを分からせてくれる。

　麻酔科医であれば、気道閉塞や呼吸停止に対して、気道確保をした上で酸素投与しつつ人工呼吸を行う。そうすれば、低換気や低酸素による生体の異変は避けられた可能性が高い。低酸素状態が原因で起こった心停止では、臓器虚血により心拍再開が起きにくいことは想像に難くない。

　全身麻酔により呼吸循環、自律神経反応などが抑制され体温調整も難しくなった状態は、「眠り」というよりは「死」に近い。
　麻酔が「死」と明らかに違うのは、その作用は可逆的で、適切な介入を行えば、必ず覚醒することである。

　麻酔は手術侵襲による生体反応を抑制して苦痛を取り除くことが大前提であるのに対して、鎮静には手術侵襲による生体反応を抑制することは求められない。共通点は、いずれも鎮静薬を使用することである。鎮静薬には鎮静作用もあるが、呼吸停止や血圧低下の危険性が常にある。特に、全身麻酔薬に分類されるディプリバン®では、少なくとも呼吸停止や循環虚脱に関しては厳重な観察と介入が必要なことは間違いない。

　何か医学的介入を行う必要がある時にすぐ対応できるように、患者のそばで血圧、脈拍、SpO_2などの**モニタリングを行いながら管理**すべきである。

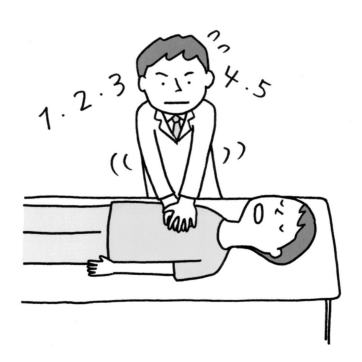

『マイケル・ジャクソン死の真相』[3]および参考文献[4]より、筆者が整理したところ、以下のような時間経過でマイケルが死亡したことが分かる。

マイケル・ジャクソンが不眠を訴えていたため6週間にわたって治療、毎晩ディプリバン® 50 mgをリドカインで希釈し静脈投与していた。しかし、MJがこの薬物の依存症になるのを恐れ、少しずつ減量する目的で、6月22日はディプリバン®、アティバン®、バースト®の3剤を併用投与した。6月23日はアティバン®、バースト®のみを投与、これでMJは眠ることができた。6月25日も同じ2剤を投与したが、MJは眠れなかったため、下記の処方をした。

25日早朝
1：30 am	バリウム® 10 mgを経口投与(一般名：ジアゼパム)
2：00 am	抗不安／催眠鎮静薬アティバン® 2 mgを静注 (一般名：ロラゼパム)
3：00 am	催眠鎮静薬バースト® 2 mgを静注(一般名：ミダゾラム)
5：00 am	アティバン® 2 mgを追加静注
7：30 am	血中酸素飽和度をモニター※3しながら、さらにバースト® 2 mgを追加静注
10：40 am	「MJから何度も要請され」、ディプリバン® 25 mgをリドカインとともに点滴静注

ようやくMJは入眠。

10：52 am	10分後に2分間トイレに立った後、戻ると呼吸停止。

(空白の1時間30分)※4

※3 マレイ医師はずっとMJのベッド横でパルスオキシメータでモニタリングしていたと証言したが、警察の家宅捜索時には、パルスオキシメータは隣の部屋のクローゼットの中にあった[3]。モニタリングはなされていなかった可能性が高い。

※4 携帯電話の通話記録からは、6月25日午前11時51分から12時5分までガールフレンドと電話で話していたことが分かった。通話記録が明らかにされると、マレイ医師は最初の証言を変えて「ガールフレンドと電話で話した12時5分に、MJが呼吸をしていないことに気づいた」と警察に語った。通話記録によると、MJが亡くなる直前の5時間、マレイ医師は11回電話をして、携帯から5回メールをしていた。しかも、そのうちの2回はMJが呼吸を停止した時間と重なっていた[4]。

時間不明(911コールの直前)

　　　　　　　マレイ医師、片手で心臓圧迫(マウス to マウスの人工呼吸は生まれて初めて)

2〜3分後　　マレイ医師、1階に行き、子供たちを呼ぶ(心臓圧迫の中断)

12：22 pm　　911コール

12：26 pm　　救急隊到着

12：29 pm　　救急隊が蘇生開始

　　　　　　　病院からの指示でアドレナリン2回使用(無反応)

13：07 pm　　救急車、MJ 邸出発

13：14 pm　　UCLA メディカル・センター救急室到着

13：21 pm　　大腿動脈の弱い脈動の検知

13：22 pm　　心臓電気活動の検知

13：33 pm　　心室リズム(心電図)

　　　　　　　気管挿管時、MJ は自発呼吸あり。脈拍は40台

13：52 pm　　脈拍52

14：05 pm　　大動脈内バルーンポンプ挿入

14：46 pm　　MJ 死亡確認

〔文献3、4)より筆者が整理して引用〕

解説 ここに登場する、ジアゼパム、ミダゾラム、ロラゼパムはいずれもベンゾジアゼピン系の鎮静薬で、同じ系統の薬剤である。これらの累積の上にプロポフォールを加えたことは、前述（p.16)したように、深い鎮静状態からいわゆる全身麻酔の状態になったと考えられる。

参考文献

1) ウィキペティアフリー百科事典. マイケル・ジャクソン. http://ja.wikipedia.org/wiki/ マイケル・ジャクソン

2) 麻酔科学サマーセミナー. http://www.masui-seminars.org/

3) 大野 和基. マイケル・ジャクソン死の真相. 東京；双葉社：2011.

4) CNN.com. Coroner's preliminary finding: Jackson overdosed on propofol. http://edition.cnn.com/2009/SHOWBIZ/Music/08/24/michael.jackson.propofol/index.html

麻酔をせずに
手術すると
どうなる？

　麻酔をせずに手術するとどうなる？　もちろん拷問である。

　そんなことは、誰にでも分かると言われそうである。

　しかし、真剣に、どうなるかを考えてみる機会を持つことは大切である。どうなるかを考えるには、手術の歴史を振り返ってみればよい。

　麻酔なしで手術をするような時代があった。

　麻酔法発見の前には、生身の人間を大勢で取り押さえて手術をしていた絵が残っている（**図1-4**）。

　「ある外科医が舌癌のできた舌を、残酷にも切断するのを目撃した。白熱した鉄ごてがシューシューと音を立て、血の吹き出る舌の断端に押しつけられた時、患者は嘔吐し、それから倒れてショック死したのを見た。その不運な女性が永遠に物言わぬようになってからも、彼女の最後の絶叫が、手術室の中にいつまでも響きつづけているように思えた。」[1]とも述べられている。

　麻酔のなかった時代の手術は、悲惨なものであった。麻酔をせずに手術を行うと、痛みのためにショック死するというのが、妥当なところである。

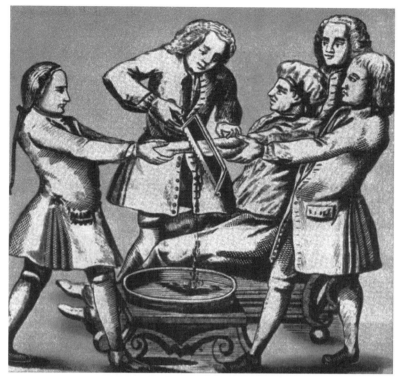

図1-4　無痛法の発見の100年ほど前の腕の切断手術

Jürgen Thorwald，小川道雄訳. 近代医学のあけぼの：外科医の世紀. 東京；へるす出版：2007.
p.35.

　想像を絶する痛みやストレスが続けば、そのために交感神経系の破綻
が訪れる。手術侵襲を受けた時、生体では、**表1-1**のような反応が起きる
ことが知られている。

　手術がどのように生体に影響を及ぼすかを知っておいて欲しい。

　インスリン抵抗性ホルモンには、グルカゴン、カテコールアミン、成
長ホルモン、グルココルチコイド、甲状腺ホルモンなどがあり、インス
リンの働きを減弱させる。これは外科的糖尿病状態と言われる血糖値の
上昇を引き起こす。その他にも、**表1-1**のような生体変化が引き起こされ
る。

表1-1　手術侵襲による生体の変化

生体反応	原因
心拍数　↑	アドレナリン、ノルアドレナリン放出
心収縮力　↑	アドレナリンβ刺激による
血管収縮	ノルアドレナリンのα作用による
循環血液量　↑	ADH（抗利尿ホルモン）の上昇や、レニンーアンギオテンシン系の賦活で水・Naの再吸収が促進
心拍出量　↑	心拍数↑と心収縮力↑による
循環の中心化	血管収縮は末梢血管で起こる
尿量減少	出血や血圧低下で腎血流低下、循環血液量↑の理由
体液貯留	上記＋サードスペース増大
血糖値　↑	インスリン抵抗性ホルモン↑（外科的糖尿病）
凝固・止血能　↑	出血による凝固因子の活性化、血小板の粘着や凝集炎症性サイトカインによって白血球の浸潤や粘着、血栓形成
換気量・呼吸数　↑	精神的ストレスや侵害刺激などは呼吸中枢を刺激
疼痛・体動・逃避・覚醒反応	侵害刺激の持続的な入力

参考文献

1)　Jürgen Thorwald, 小川道雄訳. 近代医学のあけぼの：外科医の世紀. 東京；へるす出版：2007. p.119.

なぜ麻酔科医が必要か

　麻酔科医という職業は、昔はなかった。

　現在の気管挿管による全身麻酔は、終戦後に日本に伝えられたとされている。気管挿管の全身麻酔が紹介されたのは、日本麻酔科学会の麻酔博物館[1]の資料によれば1950年（昭和25年）、日米連合医学教育者協議会の開催した講演会で、ニューヨーク・ロードアイランド病院の麻酔科部長 Dr. Meyer Saklad が行った講演である。

　その後、「近代麻酔科学を駆使して胸部外科、脳外科など自在に行われている米国の状況に驚いた日本の外科医達は、麻酔科学の重要性を改めて認識した。これに刺激されて1951年（昭和26年）頃から気管麻酔が見よう見まねで一部の大病院で行われるようになった。〈中略〉1960年（昭和35年）には、麻酔科は標榜科として厚生省から認定され、1962年（昭和37年）には専門医としての麻酔指導医の制度も発足し、現在に至っている。」と『麻酔科学のルーツ』[2]に紹介されている。

　これらを考えると、麻酔科は外科から分離独立したと考えられる。そのため、現在でも麻酔科医の足りない地域では、麻酔科医ではなく外科医が麻酔を行っている状況は理解できる。

年	できごと
1950年（昭和25年）	気管挿管による全身麻酔が日本に初めて紹介
1951年（昭和26年）	日本で気管麻酔が始まる
1960年（昭和35年）	厚生省から麻酔科が標榜科として認定される
1962年（昭和37年）	専門医としての麻酔指導医の制度発足

　さて、麻酔科医がどうして必要かを考えるためには、麻酔とはどういうものであるかを、本気で理解する必要がある。

　麻酔を行うと手術侵襲から身を守ることができるが、全身麻酔を行っただけで介入を行わず放置すれば死に至る。前述したマイケル・ジャクソンの死からもわかるであろう。麻酔は、手術による痛みや苦痛を取り除く代わりに、意識や知覚、運動、交感神経などの神経伝達系の機能を停止させ、さらに呼吸停止、循環虚脱をもたらすのである。

　意識や知覚がなくなることは本来の麻酔作用であるが、呼吸や循環が立ち行かなくなることは重篤な副作用である。つまり、麻酔を継続するためには呼吸や循環を維持することが、最低限の医療行為である。

　麻酔薬を投与することのみが麻酔科医の仕事ではなく、**麻酔薬を投与した後、生体が異常な状況にならないように維持することが麻酔科医の仕事**である。死ななければよいのではなく、**生体のホメオスタシスを保ったまま麻酔状態を継続できることが大切**なのである。

　さらに、麻酔から何事もなかったかのように覚醒させることも必要である。そのためには、手術侵襲や術後の状態を術前・術中から考えて、覚醒時に麻酔薬の作用がなくなる頃には麻酔薬を補償する別の処置を行っておく必要があるのだ。これについては別のセクションで紹介する。

　現在の外科医は麻酔を生業とするのではなく、手術をいかにうまく行うかが腕の見せ所であり、麻酔を行うことにはあまり興味はないと思われる。現在では、医学部卒業後の麻酔科医と外科医の教育過程は異なり、外科医は手術を、麻酔科医は麻酔を行うのが本流とされており、外科医が麻酔を片手間にできる状況ではなくなったと考えられる。もちろん、外科医が麻酔科医と同様のレベルで麻酔を行うことができるのであれば、そのかぎりではない。

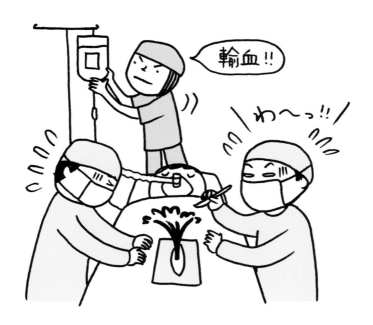

参考文献
1)　麻酔博物館：日本麻酔科学会事務局に併設された、日本唯一の麻酔に関する博物館
　　住所：〒650-0047　神戸市中央区港島南町1-5-2 神戸キメックセンタービル3階
2)　松木明知. 麻酔科学のルーツ. 東京；克誠堂出版：2005. p.37.

お金の取れる麻酔

　先輩の麻酔科医から「お金の取れる麻酔をしろ」とよく言われたものである。「お金の取れる麻酔」とは「お金が儲かる麻酔」のことではない。

　筆者は、研修医の頃、大学病院から市中病院に出向になった。
　そこで、今はすでに亡くなられた麻酔科の先輩に、「気管挿管ができるだけの医者はいらない！」と言われた。
　「気管挿管ができるだけの医者」を目指していたわけではないのだが、先輩の言葉を聞いて、まさにその通りだと思った。つまり、「専門性を持て」ということである。
　気管挿管は、麻酔科医だけの技術ではない。「気管挿管ができる」ということはもちろん大切だが、さらにいかなる場合においても**自分で状況判断を行い、責任を持って対応できること**こそが重要である。したがって、手技をマスターするということのみに終始してはいけない。気管挿管の周囲にあることを多く学んで、その周囲にあることを深く掘り下げることが、専門性(専門医としての道)につながる。

　これを、麻酔という行為にあてはめてみると、「全身麻酔を依頼されて全身麻酔を行うことができる」レベルを維持するだけではいけない。同じ患者に、**どのように麻酔を行えば、合併症がなく快適で満足のできるレベルの麻酔を提供できるか**ということを大切にしなければならない。

　「満足できる」というのは、その時代や個々の患者、あるいは医療環境により異なる。**「ここまででよい」と勝手に決めつけて、自ら限界を作るのではなく、その時に要求されていることが何かを考え、それに応えられることが必要**である。これが、「お金の取れる麻酔」であるとの考えに至った。

　「お金の取れる麻酔」とは、患者にも外科医にも満足を与えられる麻酔であると同時に、一緒にいるメディカルスタッフ（医療の常識が分かった人々＝看護師や臨床工学技士など）に安心感を与える麻酔であると思う。要するに、スタッフが見ていて安心できる、危なっかしくない（怪しくない）麻酔ということである。

　麻酔の手技はもちろんのこと、麻酔科医の言動も「お金の取れる麻酔」の大きな要因である。荒っぽい手技、考えの浅い言動などはいただけない。これまでに多数の麻酔科医と仕事をしてきたスタッフは、麻酔科医の立ちふるまいをしっかりと見ているのである。

　「お金の取れる麻酔」とは、患者、外科医、一緒に働くスタッフが満足のできる麻酔である。そして、**「お金の取れる麻酔」は、患者だけではなく、外科医からも次の指名がもらえる麻酔である。「お金をいただいても、恥ずかしくない麻酔」である。**これを実践するには、日頃からの勉強とスキルの維持・向上だけでなく、常に新しいことに挑戦する勇気も必要である。

先手やぶ医者方式

「やぶ医者」とは、一般的にヘタな医者を指す。

現在の医療レベルで、通常行われていることができない医者、知識や技術が遅れている、あるいは病態や治療について患者に説明できない医者を指す。

「やぶ医者方式」とは、筆者の作った言葉であるが、薬を投与して都合が悪い作用が出ると、さらに別の薬を投与してその作用をごまかそうとするやり方である。それで、また副作用が出れば、さらに別の薬を投与する。そして、薬を投与することによって、逆に体調が悪化するような状態にしてしまうことをいう。

名医であれば、副作用が出ることが分かっているものは、あらかじめ、その副作用が出ることを患者に告げるか、副作用に対応する薬剤を併用して問題のない状態を作り出すことができる。これが、「先手やぶ医者方式」である（**図1-5**）。

「先手やぶ医者方式」は、先手を打つことにより問題を発生させないのである。一方、「やぶ医者方式」は後手に回るため、患者を危険に陥れる。

麻酔や鎮静は、後手に回る「やぶ医者方式」だと、患者の生命に危険を

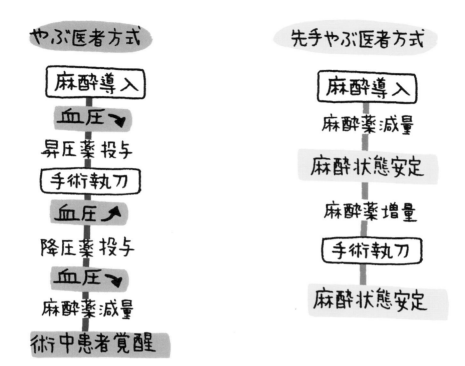

図1-5　やぶ医者方式と先手やぶ医者方式

及ぼすため、「先手やぶ医者方式」で行わなければならない。つまり、呼吸停止や循環抑制が起きるのならば、それに先回りして対応しつつ麻酔や鎮静を行う必要がある。**「先手やぶ医者方式」は、名医の証**である。

コラム：やぶ医者

　「やぶ医者」という言葉には諸説あるが、面白い説が養父市の Web サイト（https://www.city.yabu.hyogo.jp/soshiki/kenkofukushi/hoken_iryo/1/7070.html）に紹介されている。やぶ医者とは、養父に住む医者「養父医者（やぶいしゃ）」を指し、元々、名医の代名詞だったらしい。それがいつのころからか、「養父医者」というブランドを悪用する者が現れた。大した腕もないのに、「自分は養父医者の弟子だ」と吹聴する口先だけの医者が続出し、「養父医者」の名声は地に落ち、いつしか「薮」の字があてられ、ヘタな医者を意味するようになったのではないかという説である。

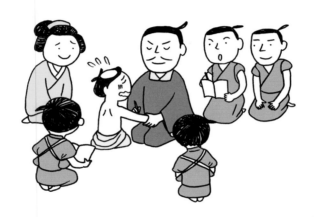

今風の麻酔

　ずっと以前に麻酔科で研修を受けた外科医が、「今の麻酔はハイテク麻酔ですね。昔は、モニターも少なくて、もっと簡単だった。」と話す。

　確かに、20年前に麻酔科研修をした先生に教えた麻酔と、今の麻酔はまったく違う。

　何がハイテクかと聞くと、モニターや麻酔器などが電子機器になって、カッコよくなったらしい。さらに、今は、モニターからデータを取り込み、麻酔記録を自動作成する装置まである。特に、薬剤の血中濃度のシミュレータなどで予測血中濃度が表示されたり、バイタルサイン以外の脳波や筋弛緩の連続モニターなどの情報が表示されるところが、とてもハイテクであるというのである（**図1-6**）。

　かつての麻酔器は、手動で行っていた換気を代わってくれるだけのシロモノで、換気量などを合わせるのは大変だった。吸入麻酔薬の肺胞内濃度も測定はできなかったので、バッグを外して、その中の匂いをかいで、「今、何％くらい」と推測したものである。

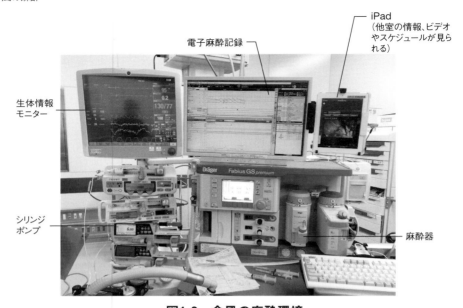

iPad
（他室の情報、ビデオ
やスケジュールが見ら
れる）

電子麻酔記録

生体情報
モニター

シリンジ
ポンプ

麻酔器

図1-6　今風の麻酔環境
すべての医療機器からのデータが、電子麻酔記録に自動入力される。

　今の麻酔は、機器に表示される情報をきちんと読み取り、それらを判断材料に、もっと綿密な調節が可能である。自動麻酔記録装置などは、モニターのデータを自動で取り込むために、ヘタな麻酔をすると記録に残されてしまう。ウソがつけない。

　麻酔科医は、今風の麻酔ができるかどうかが鍵だと前述の外科医も考えているようだ。

　昔の麻酔と今の麻酔の本質は変わっていないけれど、薬剤やモニターが進化したおかげで、麻酔に対する考え方や麻酔管理が変わってきたのは確かである。

　昔の麻酔は、勘や経験で患者の全身状態を把握しコントロールしていたが、**今の麻酔では、勘や経験の代わりに、刻々と変化する様々なモニターからの情報を読み取り、遅れず適切に対応する能力が求められるよ**

うになった。

昔習った麻酔の知識だけで、今でも麻酔ができるだろうか？

これは、自分自身でも考え続ける必要があることだと思っている。

昔は麻酔ができた人が、今の環境で麻酔ができるかということである。今の薬で、今の麻酔器で、今のモニターで、今のやり方でできるのであれば、確かに「麻酔ができる」といえるが、「昔のやり方でしかできない」というのは、麻酔が「できる」ことにはならない。

この認識ができていなければ、いわれのない自信だとみなされる。世の中は変化しているのである。

また、昔のやり方ではなく、常に今風のやり方を追求することが、麻酔科医のモチベーションの維持には重要だと考えている。

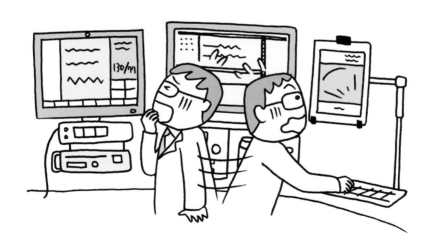

2章

麻酔をすると
どうなる？

全身麻酔の定義

　全身麻酔とはどのような状態であると定義できるであろうか。

　米国麻酔学会が発表した「全身麻酔と鎮静レベルの定義（鎮静の連続性）」には、「痛み刺激でも反応しないこと、および意識の消失」と記述されている[1]。

　また、日本で最初（1855年）のエーテル吸入麻酔を行った杉田成卿（杉田玄白の孫）により書かれた「済生備考 2巻」（1850年）[2]には、「麻酔」という言葉が使われている。この書によると、麻酔の「麻」は「loss of regional

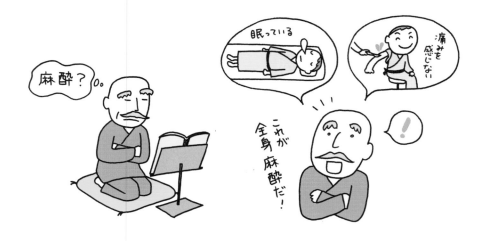

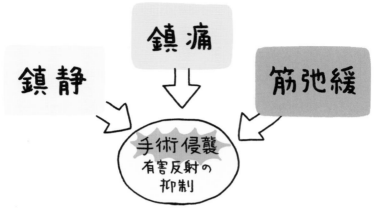

図2-1　全身麻酔の3要素と4条件

sensation（知覚が消失すること）」で、「酔」は「loss of consciousness（意識消失）」という意味から作られた造語である。すでにこの時代から、全身麻酔というには、**①痛み刺激で反応しないこと、②意識が消失していること**の2つの条件が最低限必要であった。

　さて、現代の全身麻酔は、バランス麻酔という概念で構成されており、**「鎮痛（知覚消失）」、「鎮静（意識消失）」、「筋弛緩（体動抑制）」の3つの要素**が求められている。

　全身麻酔には、この3要素に加えて手術侵襲などによる有害反射を抑制することが求められる。すなわち、**全身麻酔の3要素に「有害反射の抑制」を加えたものが、麻酔の4条件**と呼ばれているものである（**図2-1**）。

　さらに言えば、知覚神経、運動神経、交感神経の抑制（機能消失）に加えて、意識や記憶までも「ない状態」にすることが、全身麻酔の本質である。**単なる「鎮静」や「眠り」という状態ではないこと**を認識しておく必要がある。

　全身麻酔を行った場合には、**意識消失だけでなく呼吸と循環も犠牲（呼吸停止や循環減弱）にする**。呼吸・循環サポートができる環境であれば、全身麻酔は可能である。全身麻酔は、少なくとも生命の危機を保証したうえに成り立っている。

参考文献

1)　American Society of Anesthesiologists Task Force on Sedation and Analgesia by Non-Anesthesiologists. Practice guidelines for sedation and analgesia by non-anesthesiologists. Anesthesiology 2002;96:1004–17.

2)　済生備考 2巻.

麻酔の 導入・維持・覚醒

　全身麻酔では、導入、維持、覚醒という3つのフェーズがあり、それぞれ、**「麻酔導入」**、**「麻酔維持」**、**「麻酔覚醒」**と呼ばれている。

　「麻酔導入」とは、全身麻酔がかかっていない状況から麻酔がかかった状況、すなわち"全身麻酔状態"にすることである。決して「ただ眠っている状態」にすることではなく、麻酔の4条件（鎮痛、鎮静、筋弛緩、有害反射の抑制）が揃った状態にすることである。

　「眠る」＝「意識消失」とは麻酔導入のごく初期の段階である。その後の麻酔を深くしていく過程を「麻酔導入中」という。「麻酔導入」が完了したというのは、「"全身麻酔状態"となり、いつでも手術ができる状態になった」という意味である。つまり、「麻酔維持」に移行したということである。

　「麻酔維持」とは、言葉通り"麻酔状態"を維持することである。この麻酔状態を維持するということは、飛行機でいうと安定した航行状態を続けられるということである。

　麻酔維持の状態では、手術操作や手術侵襲に対して、生体が異常反応を起こさないように、飛行機の機体を安定した状態に保つような任務が課せられる。そして全身麻酔状態を維持するためには、さまざまなトラ

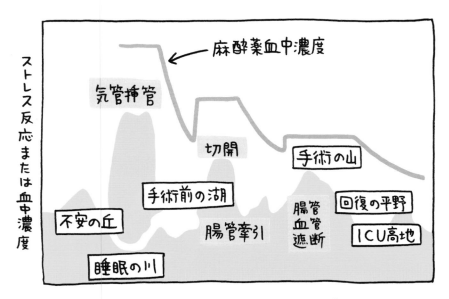

図2-2　手術操作による患者状態の変化[1]

ブルの原因をクリアする能力が要求される（p.59「麻酔中には何が変化する
か」参照）。簡単に言えば、安定した麻酔状態を妨げる出血、手術侵襲
や手術操作（体位変換）をはじめとしたさまざまな要因に対応する能力で
ある（**図2-2**）。

　麻酔薬を投与しその調節をすることだけが、「麻酔維持」ではない。**生
体を安定した状態（麻酔状態）に保つ**ことが「麻酔維持」なのである。

　全身麻酔状態になれば、人工呼吸や積極的な循環管理をはじめとした
生体の管理が必要である。この**生体管理こそが、麻酔維持の本質**という
ことである。生体が安定した状態を維持できなければ手術を継続できず、
手術中止の判断をしなければならない。飛行機の欠航や出発空港に引き
返す行為にあたる。

　「麻酔覚醒」とは、麻酔から覚醒させる過程を指す。麻酔からの覚醒は、
眠りから自然に覚醒するのをイメージするかもしれないが、じつは、生

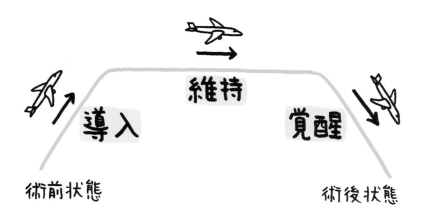

体の激しい変化に追随して対応する必要がある（p.68「麻酔を醒ますと起こること」参照）。英語では emergence と言い、眠りから覚める（awakeや arouse）の意味とは区別している。

　手術の変化がそれほど大きくない場合や患者状態が悪くない場合には麻酔維持中のトラブルは少ないが、どんなに元気な患者であっても麻酔導入と麻酔覚醒は一大イベントである。飛行機の離陸と着陸を想像してみれば分かると思う。

参考文献
1) 　Ronald D Miller, Lars I Eriksson, Lee A Fleisher, et al. Miller's Anesthesia 2 volume set, 7th Edition. NewYork; Elsevier: 2009.

麻酔を導入すると
起こること

導入

　麻酔を導入する、すなわち麻酔状態にすると必ず起こることがある。
　意識や記憶がなくなる。痛みを感じなくなる。動くこともできなくなる。つまり意識消失、知覚消失、運動不能になるのである。
　起こることは、これだけだろうか？
　じつは、もう1つ起こることがある。それは、**交感神経系の抑制**である。
　全身麻酔状態とは、すべての知覚神経（感覚だけではなく意識も知覚）、運動神経および交感神経の強力な抑制状態である。

　交感神経と副交感神経の刺激で起こることは、お互い逆の現象である（**図2-3**）。
　麻酔がかかっていない状態では、交感神経と副交感神経により生体内のバランスがとれている（**図2-4**）。シーソーや綱引きをイメージするとよい。どちらかが強く活性化することにより、バランスが崩れる。

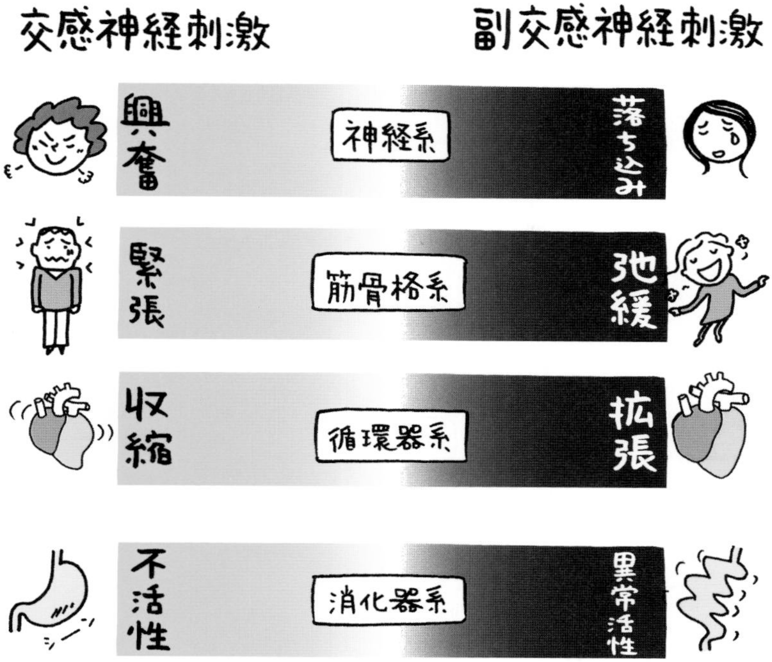

図2-3　交感神経と副交感神経の刺激で起こること

　麻酔状態にした場合に起こる「交感神経の抑制」とは、交感神経を刺激された時と逆の現象である。中でも、麻酔状態になった時にすぐに明らかになる変化は、末梢血管(拡張)と心拍数(減少)で、それにより血圧は低下する。

　交感神経が抑制されると中枢神経系の興奮がおさまるため、意識消失を助ける。瞳孔は縮瞳する。末梢血管拡張のため、体温は体表面から逃げやすくなり低下する。筋骨格系の緊張も消失する(動かないという意味ではない)。

　麻酔状態になると、まず注意をしなければならないのは、血管拡張と心拍数減少に伴う血圧低下である。そして、体温低下がおさまらない(継続する)ということである。麻酔を導入した瞬間から体温低下は始まり、

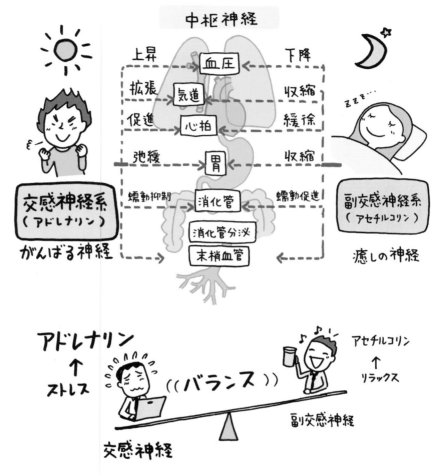

図2-4　交感神経と副交感神経

最初の1時間で1℃以上も低下する（手術中の体温低下の原因はそれだけではないが、麻酔状態になるだけで体温低下は加速する）。

　麻酔状態になると、覚醒状態では問題にならなかったことが問題になる。麻酔を考える上で、**交感神経の抑制**は大切である。

鎮痛! 鎮静! 筋弛緩!

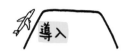
導入

　全身麻酔の3要素として有名な、「鎮痛」「鎮静」「筋弛緩」という言葉がある。これらは、実際には何を表しているのだろうか。

　そもそも、鎮痛は「analgesia」、鎮静は「amnesia」、筋弛緩は「muscle relaxation」を日本語に訳したもので、本来は、これらを組み合わせて行う全身麻酔「バランス麻酔」という概念を説明したものであった。

　バランス麻酔という言葉を初めて紹介したのは、ランディという人で、今から約90年も前の1926年のことである。ランディは、バランス麻酔を「analgesia（鎮痛）」「amnesia（健忘）」「muscle relaxation（筋弛緩）」そして、「abolition of autonomic reflexes with maintenance of homeostasis（ホメオスタシスを保ったまま自律神経反射を消失させる：有害な自律神経反射の抑制）」の4つの要素からなる[1]とした。ホメオスタシスとは恒常性（生理的な状態に保ち続けようとすること）という意味である。

　バランス麻酔の定義である、4つめの条件が省略されたものが、全身麻酔の3要素といわれる「鎮痛」「鎮静」「筋弛緩」なのである。

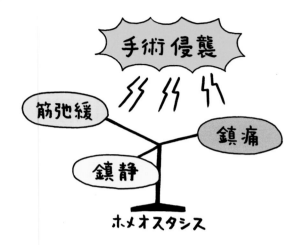

なぜ、4つめの条件「有害な自律神経反射の抑制」が省略されたのか？

それは大前提であるため省略されたものと考えている。したがって、「鎮痛」「鎮静」「筋弛緩」を行っても、それらの組みあわせが不十分で、有害な自律神経反射の抑制が行えない状態であれば、「全身麻酔」としては不完全なのである。

全身麻酔は、痛みをとり、意識（記憶）をなくし、筋弛緩を維持してホメオスタシスを保ったまま有害な自律神経反射を引き起こさない状態である。

現在の麻酔が、鎮痛には鎮痛薬（オピオイドなど）、鎮静には鎮静薬（これが本来の麻酔薬）、筋弛緩には筋弛緩薬という、基本的に3つの別々の役割を持った薬剤を使用して組み立てられるのには意味がある。

麻酔薬に分類される静脈麻酔薬や吸入麻酔薬単独で全身麻酔の状態を得ようとすれば、過剰な循環抑制を起こしたり、麻酔の導入・維持・覚醒がうまくいかないなどの不都合が生じる可能性が強い。

「餅は餅屋」である。

鎮痛には鎮痛作用が強い薬、鎮静には鎮静作用が強い薬、筋弛緩には筋弛緩作用が強い薬を適量で使用して、全身麻酔状態を作った方が過剰

な循環抑制や不都合は生じにくい。

　鎮痛薬と鎮静薬を併用するとお互いに作用を強め合う（相乗作用）ため、それぞれの投与量を減少できるため都合がよい（詳細は後述 p.165「鎮痛と鎮静は相乗作用」）。

　前にも述べた通り、鎮静薬単独でも全身麻酔状態にすることは可能である。しかし、理論的に全身麻酔を行うならば、鎮痛、鎮静、筋弛緩を別々に考える方が、現在では「理にかなった麻酔」と考えられる。

参考文献

1) 　Miller RD, Eriksson LI, Fleisher L, et al. Miller's Anesthesia 7th Edition. Chapter 27 Opioids Anesthetic Techniques Using Opioids: Balanced Anesthesia. London; Churchill Livingstone: 2009. p.800.

全身麻酔と区域麻酔
（昔の局所麻酔）

維持

　全身麻酔に対して局所麻酔という言葉がある。

　英語の「general anesthesia」に対して、「regional anesthesia」である。最近は、regional anesthesia を「区域麻酔」と呼ぶようになった。麻酔法を表現する場合には「局所麻酔」でも間違いではないが、「区域麻酔」の方が一般的だ。ただし、薬に関しては局所麻酔薬とは言うが、区域麻酔薬とは言わない。例えば、「全身麻酔に区域麻酔を組み合わせて麻酔する」などと使う。

　ここで、全身麻酔と区域麻酔の作用部位について考えてみたい。全身麻酔と区域麻酔の最大の違いは、意識（記憶）があるかどうかということである。少なくとも全身麻酔は意識をつかさどる脳に作用部位がなければならないが、区域麻酔は脳以外の部分に作用部位がある（**図2-5**）。

　全身麻酔には、静脈麻酔と吸入麻酔がある。

　区域麻酔には、中枢神経（脳と脊髄）に近い方から、脊髄くも膜下麻酔（脊椎麻酔）、硬膜外麻酔、神経麻酔、神経叢麻酔、浸潤麻酔、表面麻酔がある。

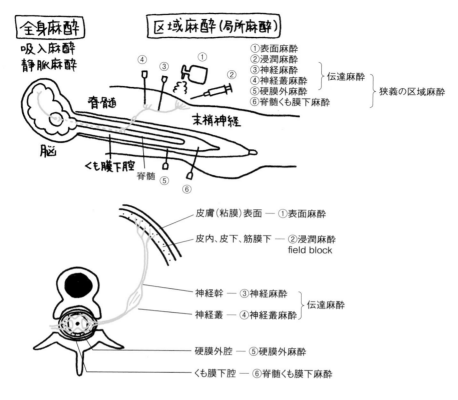

図2-5 全身麻酔と区域麻酔

　神経麻酔と神経叢麻酔は伝達麻酔と呼ばれる。伝達麻酔とは名前のある神経の伝達を遮断（ブロック）することである。「名前のある」とは、名前がついた神経（例えば、腕神経叢、腋窩神経、坐骨神経などのこと）である。

　また、狭義の区域麻酔は「麻酔」という言葉を「ブロック」と言い換えることができる。神経ブロック、神経叢ブロック、硬膜外ブロック、脊髄くも膜下ブロックと表現できる。

　広義の区域麻酔は、「全身麻酔以外の意識を失わない局所麻酔のすべて」を指す。区域麻酔の効果範囲としては、一般的に神経遮断（ブロック）部位が中枢に近ければ近いほど、区域麻酔の効果は広範囲である。

全身麻酔と区域麻酔を組み合わせる

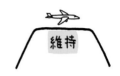

維持

　全身麻酔と区域麻酔はそれぞれ単独で行われることもあるが、全身麻酔が必要な症例に対して区域麻酔が併用可能であれば、区域麻酔を併用するのが一般的である。

　例えば、胃全摘の症例では全身麻酔が必須と考えられるが、併用可能な場合は硬膜外麻酔が併用される。また、肩の腱板断裂の手術には全身麻酔に加えて伝達麻酔である腕神経叢ブロックが併用される。

　区域麻酔を併用する利点は、区域麻酔が手術範囲をカバーしていれば、全身麻酔から覚醒した時（術直後）から術後にかけて痛みがほとんどないことである（術後鎮痛に利用可能）。さらに、全身麻酔中に使用する全身投与薬の投与量を減量できることである。

　全身麻酔後の痛みがない（少ない）ことは、麻酔からの覚醒がスムーズであることは想像に難くないであろう。そして、全身投与薬（鎮痛薬や鎮静薬）の使用量が少なくて済むことも、全身麻酔からの覚醒を速めることにつながる（麻酔薬投与終了から覚醒までの時間が短い）。

　しかし、区域麻酔が不十分な場合や予定していた手術部位以外に手術侵襲が及んだ場合において、全身麻酔が浅い場合には術中覚醒の危険がある。基本は全身麻酔が必要な手術であるので、全身麻酔のスキルを持っ

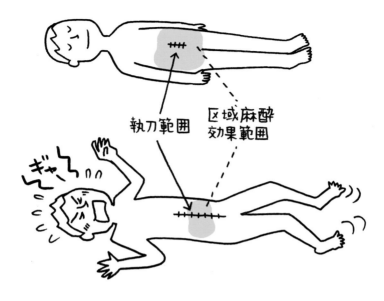

執刀範囲

区域麻酔
効果範囲

た医師が麻酔を担当する必要がある。その上で、区域麻酔を併用するという認識を持つことである。

　全身麻酔単独より区域麻酔併用の方が、麻酔管理自体は難しい。なぜなら、全身麻酔における鎮痛、鎮静、筋弛緩に加えて区域麻酔を調節したり評価したりする必要があるためである。最も難しいのは、区域麻酔併用時に全身麻酔がきちんと行えているかの評価（モニタリング）である（p.62「麻酔中には何をモニターすればよいか」参照）。

　一方、区域麻酔単独で手術が可能な場合に、患者が、いわゆる“鎮静”を希望することがある。

　前述したように、鎮静にはさまざまな程度（p.14「全身麻酔と鎮静の違いを説明できるか？」参照）がある。理想とすべきは最小限の鎮静（不安の除去）であるが、完全に眠る（意識がない）ことを要求されると、鎮静を深くせざるを得ない。その場合、全身麻酔を行う覚悟で、気道を開通させる手段や循環抑制に対応する必要がある。

　はじめは「区域麻酔＋鎮静」のはずが、「区域麻酔＋全身麻酔」という状況になった場合には、**単なる鎮静の管理ではなく全身麻酔管理が必要で**ある。

　区域麻酔単独（例えば、鼠径ヘルニア）でできるはずの手術（比較的体表面だけの手術操作の予定）であったが、手術を進めると腸管の切除が必要となり、全身麻酔を行わなければならなくなった場合、区域麻酔から「区域麻酔＋全身麻酔」に移行することになる。

　では、区域麻酔に併用しているのが鎮静なのか、あるいは全身麻酔なのかを見分ける方法はないだろうか。それは、悩ましい。

　あらかじめ、気道確保器具を使用しているかどうかである。全身麻酔を併用している時には、気道が保たれない状態になるので、気管挿管チューブや声門上器具（i-gel やラリンゲルマスク）が入っているか、人工呼吸のできるマスク（酸素マスクではない）で用手換気を行っているはずである。

　全身麻酔に区域麻酔を併用した場合に、どのようにして全身投与の薬剤（鎮痛薬や鎮静薬）を減少させることができるのだろうか。

　全身麻酔単独で手術を開始し、後から硬膜外カテーテルに局所麻酔薬を注入してしばらくすると、血圧や脈拍が落ち着いてくる。それとともに、BIS（bispectral index）などの脳波で、全身麻酔レベルが深くなったような感じ（具体的には BIS 値が低下）になる（全身投与の鎮痛薬や鎮静薬の投与速度は変えていない）。

　この場合の区域麻酔はどう考えたらよいのだろうか。一番考えやすいのは、区域麻酔により末梢から中枢への神経伝達がブロックされたため、手術による侵襲が脳に伝わりにくくなったということである。すなわち、手術刺激が伝わらなくなったために、全身麻酔薬が相対的に過量になったのである。区域麻酔は、うまく使えば手術侵襲を軽減する可能性を持っている。

バイタルサインは
どう考えるか

維持

バイタルサインとは、「バイタル（生命）」と「サイン（徴候）」の合成語で、言葉の通り生命徴候を知るための手がかりである。「生きている証」という意味である。

医療分野だけでなく、最近はスポーツジムなどにおいても、身体の状態を知り、異常を発見するための手がかりとしてバイタルサインが利用されている。

バイタルサインが正常であれば、切迫した生命の異常がないといえる。病院内では外来や病棟の患者に限らず、手術や麻酔、集中治療領域においても同様である。

周術期におけるバイタルサインとしては、異常を知るための基本的チェック項目である**「血圧」「脈拍」「呼吸」「体温」「意識」「尿量」**の6つの項目が必要である。日頃から健康な患者であっても、手術時の全身麻酔により、バイタルサインが大きく変動する可能性があるだけでなく、今まで体験したことのない異常値を示すことがある。どんなに健康な患者であっても、バイタルサインが異常な状態が続けば、ホメオスタシスを保つことはできない。

　全身麻酔の状態について、今一度、考えてみよう。

　先に述べたように、全身麻酔とは、手術という強い刺激（侵害刺激）に対して、痛みを知覚せず意識がない状態、さらには不動状態を保つことが可能な技術である。一方で、呼吸停止や循環虚脱および自律神経系の反応を著しく減弱した状態になるため、そのまま放置すれば死に至る。「マイケルの死に学ぶ鎮静」（p.18）でも述べた通りである。

　全身麻酔を最後まで維持し続けるには、人工呼吸を安全に行う技術、循環管理の技術、自律神経系の減弱により起こることを補償する技術などについて知る必要がある。

　つまり、全身麻酔中においては麻酔薬の投与により起こることに対して、ホメオスタシスを保つようにコントロールすることが大切である。**麻酔の世界におけるバイタルサインは、異常を発見するために用いるという消極的な使い方をするものではなく、麻酔を行う者が積極的にコントロールするもの**なのである。血圧、脈拍、呼吸、体温、意識、尿量というバイタルサインのどのパラメータも異常に陥らないように生体を管理する技術が全身麻酔管理である。

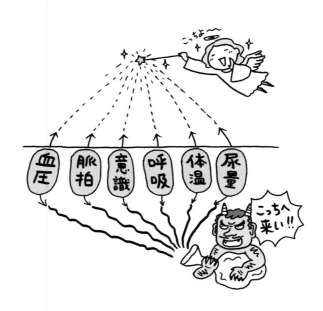

麻酔中には何が変化するか

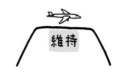

　全身麻酔をすると、何が変化するかを考えてみよう。

　「手術侵襲を加えることによって変化するもの」は後で考えるとして、まずは「麻酔をすると変化するもの」は何だろうか？

　全身麻酔状態になって、必ず変化するのは、①意識レベルである。それにより、②気道閉塞が起きる。③嚥下や咳などの反射が失われる。さらに、横隔膜の動きなども止まるため、④呼吸自体が停止する。筋弛緩のため⑤体動や筋活動が消失する。これらにより、筋肉による熱産生ができなくなるため⑥低体温になりやすくなる。また、⑦交感神経の緊張がなくなることにより⑧末梢血管拡張が起こり、⑨徐脈（迷走神経優位）となるため、⑩血圧低下が起きやすくなる。末梢血管拡張作用も⑥低体温になる手助けをしてしまう。さらに、横に向けたり、頭を上げたりするような体位変換後には、⑪起立性低血圧の症状を引き起こす。これは、全身麻酔中の体位変換が危険な理由でもある。

　このように全身麻酔により変化した状態を想像すれば、誰もが患者は死に向かっていると考えるだろう。このまま放置すれば、確実に死亡する（**図2-6**）。

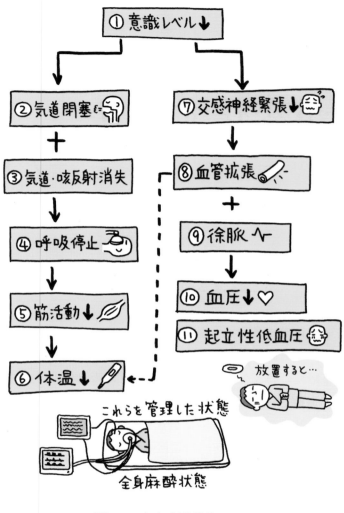

図2-6　全身麻酔状態

①〜④の状態を打開するには、気道を開通させて人工呼吸を続ければよい。それがうまくいっている間は、呼吸に関しては安定した状態を保つことができる。

⑤⑥に対しては、意識がないので体温が低下しても寒いとは感じず、体温低下が起きる。**保温のみでは体温を上昇させることができないので、加温が必要である。**

⑧〜⑪に対しては循環管理を行わなければ血圧を許容範囲に保つことは不可能である。血圧が低下すれば、尿量も減少する。

さて、ここでバイタルサインのパラメータである6つの項目(血圧、脈拍、呼吸、体温、意識、尿量)を思い出して欲しい。

いかがであろうか。全身麻酔によって変化しないパラメータはないことが分かるだろう。

では、これらのパラメータを知るには、患者の様子を見ているだけでよいのだろうか。いや、それでは、とても「先手やぶ医者方式」(p.32)とはなり得ない。

全身麻酔状態を綿密にコントロールするには、生体情報モニターが必要である。血圧は自動血圧計、脈拍は心電図やパルスオキシメータで、呼吸は呼気 CO_2 モニターで、体温は直腸温や膀胱温の体温モニターで持続的に、意識は脳波モニターで、うかがい知ることが可能である。また、尿量に関しては尿量計で計測し、時間当たり体重当たりの速度を求めて評価する(基準は1 mL/kg/ 時である)。

ここまでは、すべてバイタルサインとして測定されている項目で、全身麻酔でなくても観察するものと同じである。さらに現在では、筋弛緩や脳波に関してもモニタリングするのが一般的である。

要するに、麻酔中に変化するものを知り、それらをコントロールして患者のホメオスタシスが保てる状態にする。変化するものを、どのようにコントロールするかが、全身麻酔のポイントである。

麻酔中には
何をモニター
すればよいか

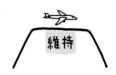
維持

　患者の状態を把握するために、術前も術中も術後も生体情報モニターを装着している。この生体情報モニターの「何を」「どんなパラメータに注意して」見ればよいのだろうか。

　モニターを装着したり、そこから状態を読み取ったりすることを「モニタリング」という。モニタリングの主体はモニターを装着する人であり、読み解く人である。

　では、術前も術中も術後も同じモニタリングでよいだろうか？

　いや、違うはずである。病態を考えれば、モニタリングの重要度が強い順に、術中＞＞術後＞＞＞術前であろう。

　術前は手術侵襲前の状態、術後は手術侵襲が加わった後の状態であり、術前や術後は手術侵襲自体は加わっていない。一方、術中は、まさに手術侵襲が加わっている最中である。

　手術侵襲が加わっている最中である術中のモニターについて考えてみよう。手術や処置を全身麻酔で行う場合、術中のモニターをどのように見たらよいのだろうか？

　そもそも、生体情報モニターは患者のバイタルサイン（生命徴候）を監

表2-1　全身麻酔とモニター

目的	モニター
生命の安全	ECG、自動血圧計、パルスオキシメータ、観血的動脈血、呼気CO$_2$モニター、体温 （人工呼吸器の作動） スパイロメトリー（P-V、F-V） 気道内圧計、フローメータ
麻酔効果や手術刺激	脳波（BISモニター、SEDLINE、エントロピー） 吸入麻酔薬濃度（呼気中） 筋弛緩モニター 血圧と心拍数の組み合わせ（交感神経刺激を推定）

視する役割を持っている。しかし、はたしてバイタルサインの監視だけでよいだろうか。

　麻酔薬や筋弛緩薬の効果の程度を知らずに、麻酔状態を評価することはできない。また、麻酔中には人工呼吸を行っているのが通常である。その（麻酔器内に内蔵された）人工呼吸器がうまく動作しているかどうかのモニタリングも必要である。

　つまり、全身麻酔中のモニターとして、

　①生命の安全を監視する（人工呼吸の安定動作の確認含む）

　②麻酔の状態を評価する

　の2種類に分けて考えることができる（**表2-1**）。

　①がバイタルサインのモニターということになる。これは、全身麻酔中であろうと術後であろうと、救急外来や病棟などでも通常に行っているものである。それに加えて、人工呼吸の安定動作の確認が必要である。気道内圧計やフローメータ（換気量計）があり、最近ではスパイロメトリーとして生体情報モニターに内蔵されている。

　②の麻酔の状態を評価するモニターとして、脳波モニター（BIS）や筋弛緩モニターがある。

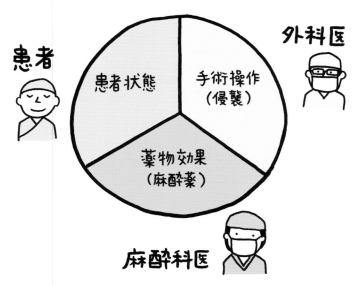

図2-7　モニターが再現する3つのバランス

　じつはもう1つ、手術中の麻酔には大きな問題がある。それは**手術刺激をどのように評価するか**ということである。

　手術侵襲は、術前や術後には考えられないほどの侵害刺激である。まさに手術侵襲が起こった瞬間をどう評価するかが、手術中の麻酔には重要な因子である。現状においては、麻酔と手術のバランスの結果と、本来の患者の状態を加味した3者のバランスがモニター上に表現される（**図2-7**）。

　では、手術侵襲について考える時には、モニターの何を見たらよいのだろうか。

　前にも述べたが、同じ人、同じ手術であっても手術侵襲は時々刻々と変化する。モニター上で感じることができるのは、麻酔が手術侵襲に釣り合いがとれている（勝っている）かどうかでしかない。

表2-2　神経系、呼吸器系、循環器系の挙動を把握するモニター

	変化するもの(モニター)
神経系	意識(脳波モニター) 筋弛緩(筋弛緩モニター) 交感神経抑制(体温)
呼吸器系	呼吸停止→人工呼吸 (ETCO$_2$、VT、f、Paw、Flow)　……換気 SpO$_2$　　　　　　　　　　　　　……酸素化
循環器系	血圧、脈拍 (NIBP、A-ライン、ECG)

　現状のモニターでは、まさしく手術をしている行為を目で見て、交感神経刺激がモニター上に起きているかどうかで判断するのが一般的である。つまり、手術刺激があれば脈拍と血圧が上昇するという事実を捉えるしかない。

　手術に対抗するために麻酔は、意識、呼吸、循環を犠牲にする。ゆえに、神経系、呼吸器系、循環器系に対するモニタリングが必要なのである(**表2-2**)。

救急蘇生のABCの
本当の意味

維持

　全身麻酔の導入と維持は、救急蘇生のABCを行うこと(p.16)だと述べた。

　じつは、日本救急医学会のJATEC（外傷治療研修コース）に採用されているPrimary Survey[1]が、手術時の全身麻酔中の患者管理の要点に近い。これは「ABCDEsアプローチ」と呼ばれるもので、蘇生のABCを中心としながらもDとEにも配慮して、つまり始めからDEを意識して行うことに特徴がある。

　手術の場合には、「外傷部位」＝「手術部位」であるので、予定手術であれば外傷部位を検索する必要はない。そのためJATECのABCDEsアプローチとは少し異なるが、このアプローチの考え方を当てはめることは可能である。

　「手術は患者との契約の上に成り立つ、合法的かつ計画的な外傷」である。**すなわち、予定された外傷時の治療**なのである。それを、麻酔を活用して、計画的にスマートに行うものと考えてみれば分かりやすい。

　手術の麻酔で考えなければならないことは、麻酔をかけたらどうなるかだけでなく、手術をするとどうなるかを考え合わせるべきである。

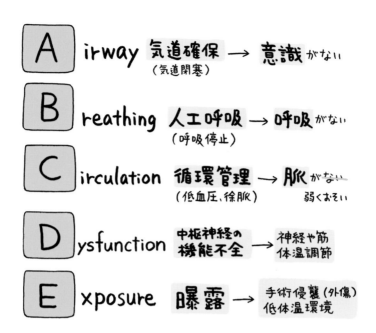

図2-8　手術麻酔のABCDE

　さて、ABCDEs アプローチとは、「A（airway）：気道確保」、「B（breathing）：呼吸の維持と管理」、「C（circulation）：止血や輸液療法による循環管理」、「D（dysfunction of CNS）：中枢神経系に対する支持療法」、「E（exposure and Environmental control）曝露と環境のコントロール」をいう。通常の救急蘇生の「ABC」に、「DE」を加えたものとなっている。外傷によって中枢神経系が損傷を受けるのに対して、全身麻酔により中枢神経系が極度に抑制を受ける状況、また手術という外傷に曝露されること、手術時には生体が空調に露出された状態になり低体温を来しやすいことを踏まえると ABC に DE を加えて考えることは有用である。この ABCDE に倣って、手術麻酔の ABCDE を考えてみると、**図2-8**のようになる。

参考文献
1)　日本外傷学会．日本外傷初期診療ガイドライン — JATEC．東京：へるす出版．2012. p.5

麻酔を醒ますと
起こること

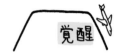

　麻酔から醒めるとは、どういうことだろうか。

　眠りから醒めるだけだと思ってはいないだろうか。

　たしかに、上手に麻酔から覚醒させれば、眠りから醒めるように開眼する。「上手に」とは、麻酔科医が何らかの介入（仕事）をして、眠りから醒めるかのようにするということである。

　麻酔から醒める状態を考えるには、全身麻酔での手術中に、患者がどのような状態に変化しているかをしっかり認識する必要がある。

　麻酔をかけている間は手術をしていることを忘れてはならない。手術の種類により、**麻酔科医がどのように介入する**かが異なるのである。どのような手術をするかが、どのような麻酔をするか（麻酔の種類だけでなく、どのような作戦で患者に術中を過ごさせるか：麻酔科医が患者にどのような環境を提供できるか）ということは、非常に大きな課題である。

　麻酔から覚醒させる時に考えるべきことは、手術や手術の影響により術前と覚醒させる時の状態がどのように変化したか（するか）でもある。

　つまり、手術をしている間に時間が経過していること、手術により加えられた侵襲、麻酔薬の特性や覚醒時に起きる反応などを知るべきである。全身麻酔をかけて手術をしている間（術中）に、麻酔科医は患者に起

こる変化を考慮して、上手に麻酔を醒ますことができるように**仕事をしておかなければならない**。

　例えば、腹部や胸部を大きく開いて手術をしたのであれば、術後には当然、激しい痛みが伴う。覚醒させる前に、全身麻酔から覚醒しても痛くないような、意識に影響を与えない「鎮痛」を行わなければならない。

　また、術中の手術操作で悪心・嘔吐を引き起こしやすいものは、覚醒直後に嘔吐する可能性もあるので、その対策も必要である。

　麻酔に関しては**「切るタイミング」**を考えなければならない。筋弛緩が残存したまま患者を覚醒させようとすると、目は醒めるが金縛りということにもなりかねない。

　術後の鎮痛は行うが、鎮静は中止しなければ目は醒めない。また、鎮静を中止するには、必ず筋弛緩の効果が消失していなければ、金縛りとなり上手に覚醒させたとは言い難い。

　吸入麻酔薬の影響が強く関与している状態から覚醒させる場合、ある程度麻酔が浅くなってくると「興奮期」という体動や咳、嚥下運動が強くなる時期がやってくる。その時期は患者が暴れるため、手術台(ベッド)から落ちたり、自己抜管や点滴ルートを抜去したりするおそれがある。そうならないように覚醒させる工夫が必要である。

　また、術中は体温が低下しやすい環境にあること、さらに患者自身の体温調節機能が失われていることにより、体温が下がりやすい。体温が低下(中枢温と末梢温の乖離がある状態を含む)したまま覚醒させると、シバリング(筋肉の震え)が起こる。覚醒時に痛みや不安があったり、残存麻酔薬による中枢神経系作用(上位の運動神経抑制により脊髄反射が亢進するための振戦)なども引き金になる。シバリングにより急激に交感神経が刺激され末梢血管収縮と頻脈が起こり、酸素消費量は2倍以上に跳ね上がる。結果として心筋虚血、低酸素血症、凝固障害、出血量の増加、術後心合併症、創感染、創部し開、代謝性アシドーシスなど様々な問題を引き起こす。このような合併症を引き起こさないようにするためには、

術中からの全身管理と麻酔薬のコントロールが鍵を握っている。

患者の状態を整えながら麻酔を行う必要がある。

自然に眠りから覚めるように麻酔から患者を覚醒させるためには、麻酔科医が、術中にあるいは術前から「仕事」をしておくことが大切である。

「上手な麻酔」は合併症を引き起こさないだけでなく、快適に覚醒させる技術が必須である。手術中に患者が動かず、生命が保障されているというだけでは、うまい麻酔とは言えない。「導入－維持－覚醒－快適な術後」という一連の手術麻酔の流れのすべての場面で、うまくやるのが一流の麻酔科医である。**麻酔中は、いつだって「今の連続」**である。讃岐塾ではそのような考えを持ったプロフェッショナルを育てている。

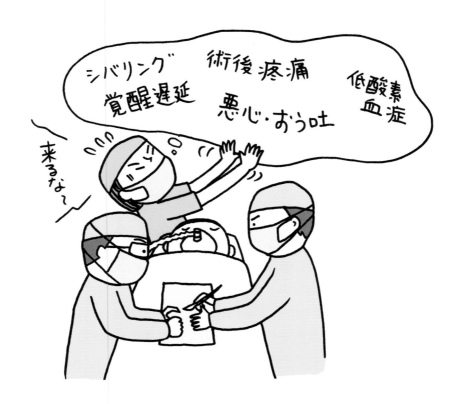

3章

気道確保
人工呼吸
循環の維持

イレインの物語と
JSA-AMA

　大阪大学医学部附属病院中央クオリティーマネージメント部の発行するパンフレット「ヒューマンクリニカル・ファクターズ」にはヒューマンエラーによる麻酔事故で亡くなった「イレインの物語」が紹介されている※、1~3)。

　オリジナルは「Just A Routine Operation」というタイトルで、YouTubeにも公開されているものだ。要約すると、患者イレインの副鼻腔の予定手術のために全身麻酔の導入を行ったが、マスク換気も気管挿管もできずに、低酸素血症が原因で重篤な脳障害に陥り、数週間後に亡くなった。明らかな換気困難・挿管困難(cannot ventilate, cannot intubate：CVCI)の事例であるが、麻酔科医も耳鼻科医も気管挿管にこだわり続けて、低酸素状態から脱することができずに死亡に至った事例として紹介されている。

　「イレインの物語」では、テクニカルな問題以前に、コミュニケーショ

※ 英国人で民間航空機のパイロットであるマーティン・ブロミリー氏（イレインの夫）と NHS（National Health Service；イギリスの国営医療サービス事業）が作成した英語のビデオ、および同氏が英国麻酔学会会報誌に投稿した論文を、関係者の許可を得て日本語に訳したもの。 この中には、ブロミリー氏のご家族が経験した医療事故と、そこに見られるノンテクニカルスキル上の問題点が解説されている。

ン、チームワーク、リーダーシップ、状況認識、意思決定などノンテクニカルな問題が関わっているとされ、ノンテクニカルスキルの重要性が説かれている。

仮にCVCIだと分かったとしても、その麻酔科医がCVCIに対する心構えやテクニカルスキルを持たなければ、患者を救うことはできない。わが国におけるCVCIの頻度は、大学病院を対象とした長櫓らの報告によれば、10,000件中1.7件（0.017%）である[4]。稀ではあるが、全身麻酔を生業としている麻酔科医には大問題である。

2014年7月に日本麻酔科学会（Japanese Society of Anesthesiologists：JSA）から、CVCIに対応するアルゴリズム「日本麻酔科学会気道管理アルゴリズム」が発表されている（**図3-1**、**表3-1**）。このアルゴリズムを隅々までしっかり認識して実践して欲しい。麻酔科医だけでなく、麻酔導入にかかわる手術室のチームで共有する必要がある。

アルゴリズムの基本路線は、①気道管理の第一目標は酸素化の維持、②より安全かつ確実な気道管理方法の提言、③フェイスマスクによる気道確保を重視、④あらゆる気管挿管方法を容認、⑤声門上器具の積極的使用の推奨、⑥低酸素血症に陥る前の外科的緊急気道確保の推奨の6つである。麻酔科医の熟練度や麻酔環境に大きく依存せず、より単純で明快なアルゴリズムを目指したという。

このアルゴリズムは、「第1段階（グリーンゾーン）：マスク換気」、「第2段階（イエローゾーン）：声門上器具（SGA）」、「第3段階（レッドゾーン）：外科的緊急気道確保〔輪状甲状膜穿刺、切開（CTM）〕」の3段階を区別している。**ポイントは換気できるかどうかであり、SpO_2が下がるまで頑張らないことである**。そして、**換気できなければ速やかに次の段階に移ることが大切**である。また、**同じ手技を繰り返して2回以上行わないことも大切**である。

JSAの気道管理アルゴリズムと米国麻酔学会（American Society of Anesthesiologists：ASA）の気道困難アルゴリズムは異なることを示すために、参考として見て欲しい（**図3-2**）。

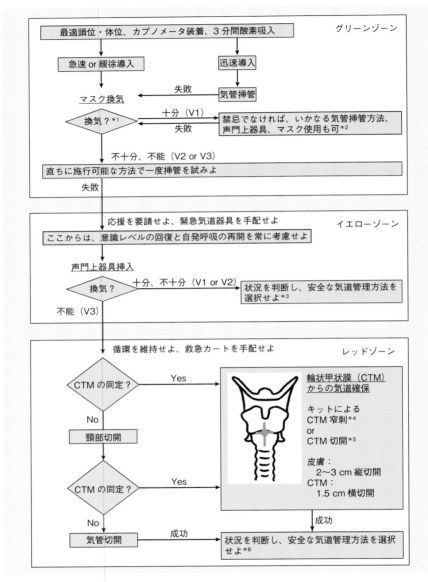

図3-1　麻酔導入時の日本麻酔科学会（JSA）気道管理アルゴリズム

　日本麻酔科学会. 日本麻酔科学会気道管理ガイドライン 2014（日本語訳）より安全な麻酔導入のために. 2015 年 4 月 28 日公開. (JSA airway management guideline 2014: to improve the safety of induction of anesthesia. Japanese Society of Anesthesiologists. J Anesth 2014 Aug;28(4):482-93.) より.

*1　以下に列挙された方法を使ってマスク換気を改善するよう試みる。
　■気道内圧を増加させることができない場合
　　・両手法や他の方法でマスクフィットを改善させる。
　　・ガスリークを代償するために酸素の定常流量を増加させる。
　■気道内圧を適切に増加できる場合
　　・経口あるいは経鼻エアウェイを挿入する。
　　・両手を用いて triple airway maneuver を確実に行う（頭部後屈、下顎前方移動、開口）。
　　・逆トレンデレンブルグ体位あるいは半座位とする。
　　・麻酔器の人工呼吸器を用いて両手マスク換気を行う（PEEP を高めに設定し、PIP を制限した PCV モード）。
　　・CPAP または PEEP を負荷する。
　　・筋弛緩薬が投与されていなければ投与する。
　　・筋弛緩薬がすでに投与されていれば回復させる。
　　・他の麻酔科医の援助を要請する。
　　　PCV: 従圧式換気、PIP: 最大気道内圧、CPAP: 持続陽圧呼吸。
*2　同一施行者による操作あるいは同一器具を用いた操作を、特に直視型喉頭鏡またはビデオ喉頭鏡で3回以上繰り返すことは避けるべきである。迅速導入においては誤嚥リスクを考慮する。
*3　①意識と自発呼吸を回復させる、②ファイバースコープの援助あるいはなしで声門上器具を通しての挿管、③声門上器具のサイズやタイプの変更、④外科的気道確保、⑤その他の適切な方法などの戦略が考えられる。
*4　大口径の静脈留置針による穿刺や緊急ジェット換気は避けるべきである。
*5　より小口径の気管チューブを挿入する。
*6　①意識と自発呼吸を回復させる、②気管切開、および③気管挿管を試みるなどの戦略が考えられる。

表3-1　換気状態の3段階評価とそれらの臨床的解釈

換気状態の表現方法	麻酔施行者が最大限に努力をして換気を行った場合		
	V1	V2	V3
換気の状態	正常	正常ではない	異常
気道確保の難易度	容易	困難	不可能
重篤な低酸素血症へ進展する可能性	なし	通常はない	あり
重篤な高二酸化炭素血症へ進展する可能性	なし	あり	あり
期待できる1回換気量	5 mL/kg以上	2〜5 mL/kg	2 mL/kg以下
カプノグラムの波形	第Ⅲ相まで	第Ⅲ相欠落	なし
典型的なカプノグラムの波形	INSP Ⅰ Ⅱ Ⅲ	INSP	INSP

この評価分類システムは、フェイスマスク、声門上器具あるいは気管チューブを通しての人工呼吸中または自発呼吸中の麻酔患者に適応可能である。INSP:吸気相。
日本麻酔科学会. 日本麻酔科学会気道管理ガイドライン 2014（日本語訳）より安全な麻酔導入のために. 2015年4月28日公開.（JSA airway management guideline 2014: to improve the safety of induction of anesthesia. Japanese Society of Anesthesiologists. J Anesth 2014 Aug;28(4):482-93.）より）.

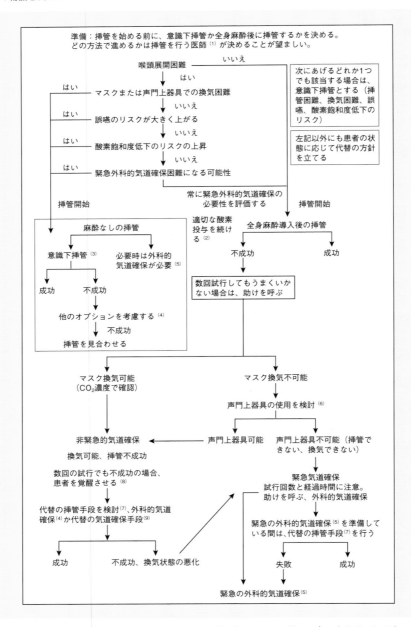

図3-2　米国麻酔学会の気道確保困難時のアルゴリズム（成人患者）

Apfelbaum JL, Hagberg CA, Connis RT, et al. 2022 American Society of Anesthesiologists Practice Guidelines for Management of the Difficult Airway. Anesthesiology 2022;136:57 より.

(1)過去の経験、使用可能な医療資源、装置、人手の数と能力、状況などを考慮して戦略と方法を決める。

(2)手技中は鼻カニュラ酸素療法（低流量／高流量）と頭部挙上位を保つ。前酸素化の間は非外科的挿管。

(3)気管支鏡、ビデオ喉頭鏡、喉頭鏡、それらの組み合わせ、逆行性挿管は意識下挿管に含まれる。

(4)他のオプション：代替の意識下挿管。意識下外科的挿管、代替の麻酔手技、緊急外科的挿管の準備のための麻酔導入（状態が不安定で待てないとき）、前述の方法を試さずに挿管を見合わせる。

(5)外科的挿管：輪状甲状靱帯切開（外科的挿入法. 圧駆動デバイスを用いた輪状甲状靱帯穿刺、輪状甲状靱帯切開. 外科的気管切開）。外科的気道確保：上記に加え逆行性挿管と経皮的気管切開。気管支鏡（硬性）とECMOも検討する。

(6)サイズ、目的、体位を考慮する。第一世代よりも第二世代の声門上器具の方が換気能が嵩い。

(7)代替の挿管手段：ビデオ喉頭鏡、喉頭鏡、それらの組み合わせ、声門上器具（軟性気管支ファイバーガイドはあってもなくても良い）、気管支鏡（軟性）、イントロデューサー、スタイレット式光ファイバーライト。光ワンド。挿管には気管内チューブイントロデューサー、硬性スタイレット、気管チューブ交換用カテーテル、外からの喉頭操作などの付属物も必要。

(8)症例の延期、気管挿管の延期、適切な医療資源下へ戻す（例：人員、設備、前処置、意識下挿管など）。

(9)他のオプション：マスク換気、声門上器具など、通常、換気に問題がない場合に用いられる。

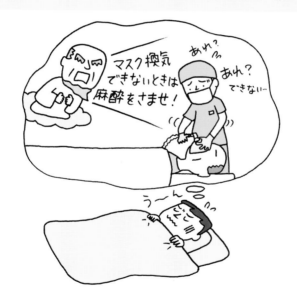

参考文献

1) 大阪大学医学部附属病院中央クオリティマネジメント部. チームパフォーマンス（ノンテクニカルとテクニカルスキル）. 1. 医療安全におけるノンテクニカルスキルの重要性. http://www.hosp.med.osaka-u.ac.jp/home/hp-cqm/ingai/instructionalprojects/teamperformance/

2) NHS Institute for Innovation and Improvement. Human Factors. Situational awareness resource. Just A Routine Operation. http://www.institute.nhs.uk/safer_care/general/human_factors.html

3) Laerdal Medical. Just A Routine Operation. http://youtu.be/JzIvgtPIof4

4) Nagaro T, Yorozuya T, Sotani M, et al. Surbey of patients whose lungs could not be ventilated and whose trachea could not be intubated in university hospitals in Japan. J Anesth 2003;17:232-40.

基本は
マスク換気

　全身麻酔を導入して、呼吸が止まった後には、日本麻酔科学会気道管理アルゴリズム(p.74)にも示されているように、「陽圧換気」＝「胸腔内圧が保てるような人工換気」をできるかどうかが最も大切なことである。つまり、マスクをフィットさせて陽圧換気〔いわゆる BVM（バッグバルブマスクで行うマスク換気)〕が、きちんとできさえすれば、ひとまず安心である。さらに、マスク換気を継続的に行えれば、呼吸停止による生命の危機は回避できる(マスク換気が禁忌な症例を除く)。

　通常、マスク換気が難しい症例は別の手段を講ずるべきである。

　難しい症例とは「MOANS」[1] という語呂合わせで覚えるとよい(図3-3)。

　MOANS に加えて、下顎の突出ができるかどうかを upper lip bite test (図3-4)で、頸椎の可動不良を Delilkan サインで(図3-5)確認しておこう。

　一方、麻酔科医が通常通りマスク換気できる症例(MOANS でもない症例)で、もしもマスク換気がうまくできない医師がいるとしたら、それはマスク換気技術が未熟(一定レベルにすら達していない)ということだ。その原因は、気管挿管の練習はしていてもマスク換気の練習が足りないためである。マスク換気が上手になるには、気管挿管と同程度かそれ以上に時間がかかる(現状のシミュレーション教育で、マスク換気について

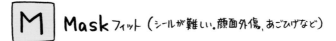

M Mask フィット（シールが難しい. 顔面外傷, あごひげ など）

O Obesity や Obstruction（肥満や妊婦, 気道閉塞）

A 55歳以上（コンプライアンス低下や上気道の筋緊張増加）

N No teeth（歯がないのでマスクフィットしにくい）

S Stiff lung or chest wall（肺や胸郭が硬い）

図3-3　MOANS

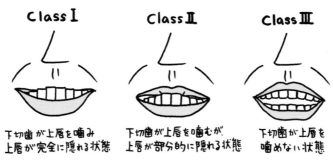

Class I — 下切歯が上唇を噛み上唇が完全に隠れる状態

Class II — 下切歯が上唇を噛むが上唇が部分的に隠れる状態

Class III — 下切歯が上唇を噛めない状態

図3-4　Upper lip bite test

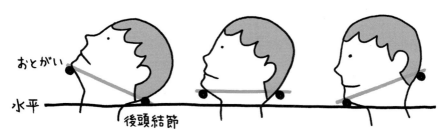

おとがい
水平
後頭結節

図3-5　Delilkanサイン

きちんと教えることができない。人形でのマスク換気はヒトとは異なる感覚である）。

　気管挿管ばかりが、麻酔科医の習得すべき技術ではない。それ以前に大切なのはマスク換気である。そのマスク換気を、讃岐塾では、以下のような説明で、根気強く指導している。

①頭部後屈のみで無理に気道の開放を行うのではなく、下顎の前突（スニッフィング位）で気道を通すこと（**図3-6**）。Triple airway maneuver でスニッフィング位とする（**図3-7**）。

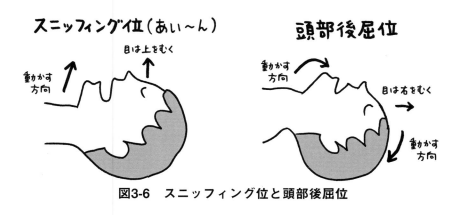

図3-6　スニッフィング位と頭部後屈位

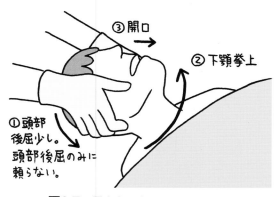

図3-7　Triple airway maneuver

②「あいーん」を作るときには、両手を用いること（**図3-8**）。

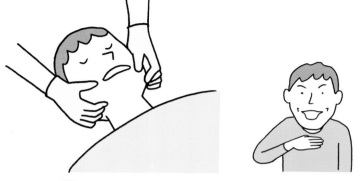

図3-8　スニッフィング位は両手で行う

③右手でマスクをかぶせるときも、「あいーん」を崩さないように、左手で鼻と口が完全に覆い被さるように、保持し続けること。

④左手をマスクの上部にかける時には、左上腕は外旋のまま左前腕を回内させて、示指と母指でCをつくること（**図3-9**）。

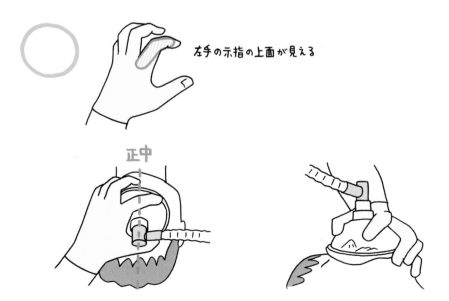

左手の示指の上面が見える

正中

図3-9　正しいマスク保持の方法

⑤この場合、Cは大きく作らないこと。Cを作った場合、示指の側面が上に向かないこと（**図3-10**）。

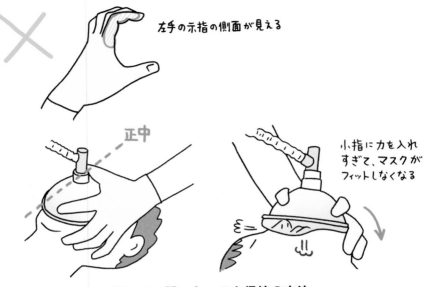

左手の示指の側面が見える

正中

小指に力を入れすぎて、マスクがフィットしなくなる

図3-10　誤ったマスク保持の方法

⑥示指の近位指節間関節（PIP関節）と母指の指節間関節（IP関節）は、マスクの中央に来るようにマスクと下顎を一体として握りこむこと。このとき、**母指は手根中手関節（手根骨CM関節）のところから力を入れるようにすること**（**図3-11**）。

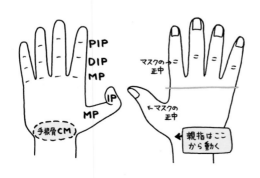

PIP
DIP
MP

IP

MP

手根骨CM

マスクの正中

マスクの正中

親指はここから動く

図3-11　マスク保持と手指関節

DIP関節：遠位指節間関節
PIP関節：近位指節間関節
IP関節：指節間関節
MP関節：中手指節間関節
CM関節：手根中手関節

⑦左脇を締め、**マスクと下顎の両方を空中で保持するようにする（「空中もち」）**。マスクを押さえつけるだけ、下顎を挙上するだけではいけない（**図3-12**）。

マスク換気時の左ひじ

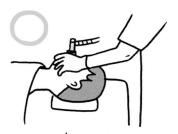 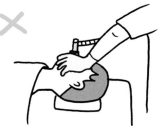

左脇を締めている　　　　　　　　左肘が上がっている、脇が甘いので締める

マスク保持

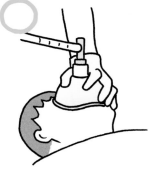 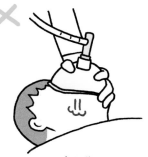

正中を越えている　　　　　　　　正中を越えていない
　　　　　　　　　　　　　　　　　示指が正中を越えておらず、
　　　　　　　　　　　　　　　　　換気漏れを起こしている

図3-12　マスク保持

「脇を締める」=「上腕を外旋させる」

「肘が上がる」=「脇が甘い」状態になるのは、上腕を内旋させているためである。マスク換気では、上腕を外旋させた状態で前腕を回内させることで、マスクの保持と下顎の挙上が同時にできる。母指が母指球からしっかり使えるようになり、力がうまく伝わるためマスク保持ができる（**図3-13**）。

重要な点は、「スニッフィング位の維持」および「（左上腕の外旋を維持したままで）左前腕の回内運動」をすることである。

15分以上安定したマスク換気ができるのが初級者、30分以上が中級者、1時間以上が上級者としている。15分以下は修行が足りない者としている。

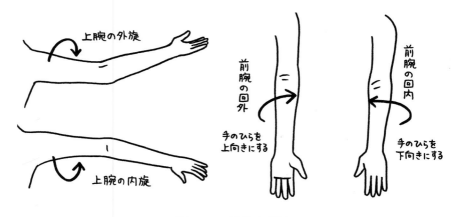

図3-13　外旋と回内

コラム：EC法

　マスクの保持は、EC法で行うとよい。

　示指と母指にて患者の顔面にマスクを押しつけると、下顎を引き上げる残りの3本の指は「E」の形、マスクを押しつける2本の指は「C」の形をしていることから、EC法という。

　初心者は「C」を大きく作らず、マスクの上部で小さくして、下顎を引き上げる指の中指と環指に力を入れるようにすると、マスクホールドがうまくいく。一方、小指の引き上げを意識しすぎると、マスクのフィットが甘くなる傾向がある。

　EC法では、示指と母指で作る「C」の形は、マスクホールドを行う人の体格によるので、うまく押さえることができる「C」の大きさは施行者により異なる。

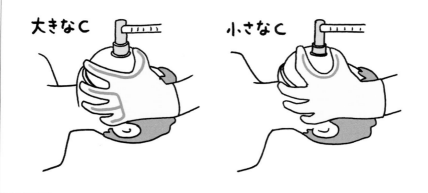

大きなC　　　　　小さなC

参考文献

1) 　MOANS. EMS Airway Clinic: best practices in airway management and education. http://airway.jems.com/tag/moans/
2) 　讃岐美智義. Dr.讃岐流 気管挿管トレーニング　ビデオ喉頭鏡でラクラク習得！. 東京：学研メディカル秀潤社；2013.

確実な気道確保

確実な気道確保とは何か？

　気道確保とは、人為的に気道を開通させることである。

　昏睡体位などの体位変換による方法、下顎挙上、頭部後屈顎先挙上などの器具を用いない用手的方法、経口または経鼻エアウェイ、i-gel やラリンジアルマスクなどの声門上器具、気管チューブなどの器具を用いる方法がある。

　なかでも、**「確実な気道確保（definitive airway）」と呼ばれるのは気管挿管であり、声門部（もっといえば声帯）より下の気管にチューブが安定して入っている状態である**。つまり、**気管挿管**や**気管切開**による気道確保のことである。

　わざわざここに取り上げたのは言葉の意味をお知らせするためだけではない。声門部を含むか含まないかにより、対応が大きく異なるからだ。

　声門上器具では、確実な気道確保はできない。マスク換気と同等のレベルである。

気管挿管（気管切開）と声門上器具が異なるのは、舌根沈下以外の上気道閉塞（頸部、咽頭喉頭の異常：浮腫や外傷など）に対応可能か、嘔吐や分泌物の誤嚥に強いかどうかということである。意識レベルの低下による舌根沈下や呼吸停止に関して人工呼吸を行えるかどうかという観点からは差を感じない。

声門上器具はマスク保持が容易になる道具であると認識すべきである。全身麻酔においては、気管挿管をしなくても気道を開通させて人工呼吸をするためだけなら、声門上器具を選択しても構わない。

しかし、**上腹部や消化管の手術、声門部や気管に問題のある症例、声門上器具のフィットしない症例や施行者が声門上器具に不慣れな場合（自信がない場合）、長時間手術には声門上器具は使用すべきではない**（図3-14）。

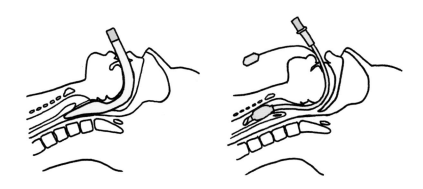

図3-14　声門上器具と気管挿管

どうしても気管挿管を行わなければ、施行できない手術もある。その場合は、安全に気管挿管を実行することが求められる。**同じ道具にこだわったり、何度も喉頭展開を繰り返したりすれば、咽喉頭の浮腫を引き起こし、経口や経鼻での気管挿管は不可能になる。**

　確実な気道確保を行うために、Macintosh型喉頭鏡、ビデオ喉頭鏡、ブジー、チューブエクスチェンジャー、気管支ファイバーといった道具について、一定レベルの技術を習得しておく必要がある。

　また、日本麻酔科学会気道管理アルゴリズム（p.74）や気道困難を予測するための診察は怠ってはならない。マスク換気困難についてはMOANS（p.78）が重要であるが、気管挿管困難についてはLEMONを知っておくべきである。

LEMON

L　Look Externally：外表面を観察

　髭、義歯、顔面の外傷、肥満などの有無を観察する。

E　Evaluate 3-3-2 Rule：3-3-2ルール（図3-15）

　①開口が3横指、②おとがい－舌骨間距離が3横指、③口腔底－甲状軟骨距離が2横指以上あるかを観察する。

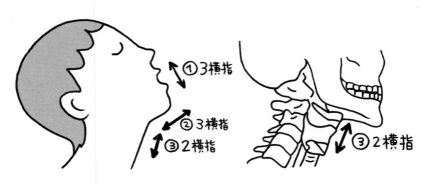

図3-15　3-3-2ルール

M Mallampati Classification：マランパチ分類

患者に自発的に口を大きく開け、舌を突き出してもらう。この際、声を出してはいけない（**図3-16**）。

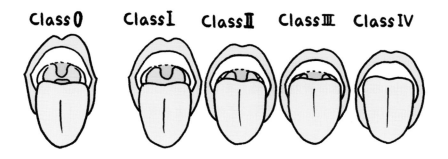

図3-16　マランパチ分類

Class0 では、口を開けると喉頭蓋が見える。Class Ⅲ以上で喉頭展開困難であると予想される。

O Obstruction：気道閉塞

炎症、外傷、腫瘍、舌肥大などによる上気道閉塞の有無を確認する。

N Neck Mobility：頸部の可動性

外傷や頸椎疾患による可動制限の有無を確認する。頸椎が固定されていないか、前屈、後屈ができるかが鍵である。Delilkan サイン（p.78）が役に立つ。

気管挿管の極意

こんなことを教えてしまうと、指導医に叱られそうであるが、あえて言っておく。気管挿管の極意とは、

「気管挿管操作を行っているあいだ中、気道を解放し続けることである
──by さぬちゃん先生。」

「なんじゃ、それ」と思った人は、気管挿管というものが分かっていないのである。気管挿管のどの器具を使う時であっても、気道が開いていれば道具は入りやすいし、気管にチューブを誘導しやすい。

この「気道を解放し続ける」という意味が分かったのであれば、免許皆伝は近い。

ちなみに、**気管挿管がうまくない施行者の場合は、喉頭鏡やファイバーを口腔内に挿入する前から気管にチューブを挿入する時まで図3-17のように介助者が下顎を挙上してみて欲しい。**簡単に気管挿管ができると感じるであろう。これを施行者が1人でするためには、その時々にしなければならない仕事がある。その仕事ができていないために気管挿管が上達しないのである。

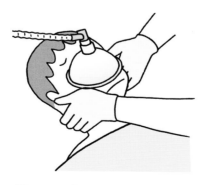

図3-17　介助者による下顎挙上

ポイントは、あいーんという顔の形にすることである。

「あいーんでは、口が閉じているから喉頭鏡やファイバーが通らないよ」とお嘆きのあなた。あいーんをしながら口をある程度開けてみてくれ。これができなければ、すでに開口障害だと思う。

同じ患者に対して、ある先生は気管挿管できるが、ある先生はできないということになると、患者の問題ではなく、これは施行者側の問題である。

1人で気管挿管を行う場合は、必ず両手であいーんを作ってから、クロスフィンガーで口を開け、あいーんを維持するために右手はクロスフィンガーを行うだけでなく下顎を保持し続ける努力が必要である（図3-18）。

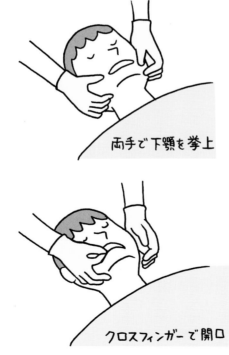

両手で下顎を挙上

クロスフィンガーで開口

図3-18　1人で下顎挙上とクロスフィンガーを行う場合

　クロスフィンガーで口を大きく開けすぎると、下顎が下がって気道閉塞を起こす方向に働くので、下顎の保持とクロスフィンガーでの口の開け具合の程度を調節する必要がある。

　気道が開いている状態であれば、喉頭鏡やファイバーをそーっと入れていくと、自ずと目的とする方向に気管（周囲の構造物）が見えるはずである（**図3-19**）。信じる者は救われる。

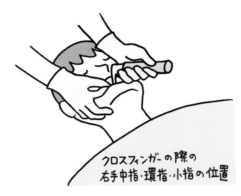

クロスフィンガーの際の
右手中指・環指・小指の位置

図3-19　1人で喉頭鏡を入れる

　喉頭鏡の持ち方やクロスフィンガーの方法、あるいは喉頭鏡の素振りに関する知識が必要な場合は、「Dr. 讃岐流 気管挿管トレーニング　ビデオ喉頭鏡でラクラク習得！」[1]をご覧いただきたい。ここに伝授した気管挿管の極意を噛みしめることができるだろう。

参考文献
1)　讃岐美智義. Dr. 讃岐流 気管挿管トレーニング　ビデオ喉頭鏡でラクラク習得！. 東京：学研メディカル秀潤社；2013.

道具は進化する

　麻酔科医の使う道具といえば、喉頭鏡や麻酔器、ブロック針や血管内留置針などが思い浮かぶであろう。なかでも、進化の著しいのは気道確保のための道具、喉頭鏡である。

　2023年現在では、喉頭鏡にビデオ画面が追加された「ビデオ喉頭鏡」が多種発売されている。世の中のビデオ機器の技術が熟成した時期に、気管挿管のさまざまな問題点を克服するために登場した、まさに「時の道具」といっても過言ではないだろう。

　ビデオ喉頭鏡は、口の外から口腔内を覗くのではなく、喉頭の近くに誘導した機器の先端のカメラで、口腔内、咽頭および喉頭の画像をビデオ画面に映し出す。

　ビデオ喉頭鏡の中でも、Macintosh 型喉頭鏡と同様の形状をした McGRATH MAC は、安価なこともあって、Macintosh 型喉頭鏡に慣れている世代にも新しい世代にも受け入れられ、わが国の多くの病院で採用されている。現時点ではビデオ喉頭鏡のスタンダードといってもよい（**図3-20**）。

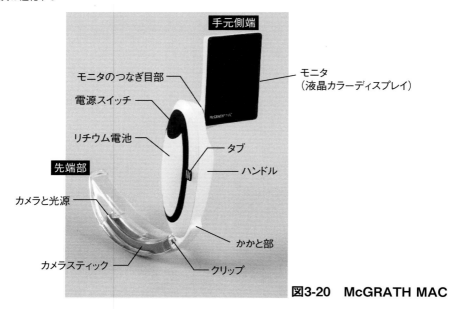

図3-20　McGRATH MAC

　筆者は、以前より喉頭鏡の素振り（p.95コラム参照）を伝授してきたが、道具が進化した現在でも間違っていなかったと感じている。様々な形のビデオ喉頭鏡が登場したが、Macintosh型のものが受け入れられて残りつつあるということからだ。

　通常のMacintosh型喉頭鏡での気管挿管ができる人は、McGRATH MACを見た瞬間に使い方は想像がつくので、あまり説明はいらないはずである。ただ、Macintosh型喉頭鏡と違うのは、口元から覗いているのではないため、直接には見えないところにある声門部に、ビデオ画像を見ながら気管挿管チューブを挿管しなければならないことである。

　したがって、McGRATH MACのブレードの弯曲に合わせて挿管チューブ（スタイレット）をあらかじめ曲げておくことは大きなポイントである。また、**X-blade**という、さらに弯曲が強くなったブレードが発売されている。これも同様で、スタイレットの曲げ具合を弯曲に合わせて準備する必要があるのだ。

McGRATH MAC は抜管時や意識下挿管時の声門部の観察が行いやすい。もっと進んだ使い方としては、声門部を見ながらスタイレットの代わりにファイバーを通したチューブを入れる「ファイバー挿管」のケースも考えられる。McGRATH MAC でファイバーの方向を確かめながら気管に誘導した後、気管支ファイバーを軸としてチューブを気管に挿入すれば、声門部を観察しながらファイバー誘導をして気管挿管が可能である（**図3-21**）。

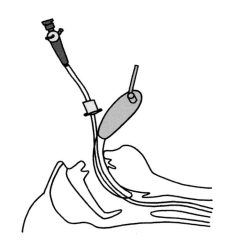

図3-21　気管支ファイバーを軸にして挿管

コラム：喉頭鏡の素振り

　讃岐塾で伝授している「喉頭鏡素振り」をブログ（msanuki.com）で発表している。そのタイトルと URL を以下に紹介する。喉頭鏡の取り扱い、気管挿管に悩んでいる方々は参考にしていただければ幸いである。

　2005年10月22日「喉頭鏡の素振りは役立つ？」
　　https://msanuki.com/archives/1281

2005年11月5日「喉頭鏡の素振り　続き」
　　https://msanuki.com/archives/1290
2005年11月12日「喉頭鏡素振り　続々」
　　https://msanuki.com/archives/1294
2005年12月1日「喉頭鏡素振りのかけ声」
　　https://msanuki.com/archives/1298
2006年1月12日「気管挿管時の足の位置の答え」
　　https://msanuki.com/archives/1313
2006年5月2日「気管挿管の方法と真の実力」
　　https://msanuki.com/archives/1353
2006年5月7日「喉頭鏡素振りとエア挿管の違い」
　　https://msanuki.com/archives/1354
2006年5月24日「エア挿管」
　　https://msanuki.com/archives/1358
2006年5月25日「喉頭鏡素振り」
　　https://msanuki.com/archives/1365
2006年5月30日「喉頭鏡素振りとエア挿管のビデオ（videopod）」
　　https://msanuki.com/archives/1379
2007年2月10日「気管挿管トレーニングDVD」
　　https://msanuki.com/archives/1444
2007年3月9日「気管挿管トレーニングについての答え」
　　https://msanuki.com/archives/1451
2008年5月20日「会長企画：工夫とロジック」
　　https://msanuki.com/archives/1574
2009年4月29日「イメトレのすすめ」
　　https://msanuki.com/archives/1656
2013年10月7日「Dr. 讃岐流気管挿管トレーニング」
　　https://msanuki.com/archives/2902

手術麻酔における人工呼吸の考え方

　人工呼吸の考え方といえば、換気モードに関する話題を思い浮かべる人が多い。しかし、それは、術後あるいは集中治療などでの話である。

　術中の人工呼吸に関しては、全身麻酔を行うのであれば、完全陽圧呼吸を継続するのが通常である。

　全身麻酔では呼吸中枢を抑制するため、筋弛緩薬を使用しなくても（全身麻酔レベルになれば）、どんなに元気な患者でも自発呼吸は止まってしまう。

　逆に、自発呼吸があれば覚醒傾向となり、バッキング（咳）を誘発して手術ができない状態になる。腹腔鏡の手術や開胸術、開心術、開頭術などは全身麻酔が浅くなれば体動の危険がある。

　筋弛緩薬を使用して深い筋弛緩状態を維持すれば、決して自発呼吸は出ない。麻酔薬や筋弛緩薬の効果により、自発呼吸が停止するため、人工呼吸を継続する必要がある。

　さらに、調節呼吸でなければ手術が継続できない状況がある。自発呼吸の出現が、手術操作に影響を及ぼす。開胸や開腹、あるいは内視鏡、顕微鏡手術で血管や神経周囲の剥離を慎重に進める場合などには、規則的な安定した調節呼吸を行わなければならないし、体動などはもってのほかである。

すなわち、**全身麻酔で人工呼吸をするのは、本来の患者の呼吸が悪いからではない。**

麻酔によって呼吸が立ちゆかなくなるからである。

これは、手術中の人工呼吸を考える上で最も大切なことである！

集中治療（術後管理含む）の場合には、自発呼吸を出すことが可能な場合、極力、**自発呼吸を生かした管理**をするのに対して、**手術中には自発呼吸を出せない事情がある**ことを理解する必要がある。もちろん、手術中であっても自発呼吸を補助することで管理してもよい場合もあるが、それは、その時々の判断が必要である[※1]。体表面の小手術などで、筋弛緩薬を使用せず、フェンタニルとプロポフォールを用いて自発呼吸で呼吸数を目安に管理する方法もあるが、これは、上級者ワザである。

完全陽圧呼吸を行う時の換気モードは、基本的には2つしかない。従量式換気（VCV）あるいは従圧式換気（PCV）である（図3-22）。全身麻酔の場合、その他のモードは通常は使用しない[※1]。いかなる条件であっても、手術中は調節呼吸をきちんと維持できる麻酔の実力が必要である。

全身麻酔中の調節換気には、成人では通常 VCV が利用されている。**VCV では、1回換気量（tidal vloume：VT）と呼吸回数（f）を求める必要がある**。分時換気量（minute volume：MV） = VT × f であり、$PaCO_2$は MV に反比例するので、VCV では、VT と f を変化させることで $PaCO_2$ の調節が簡単である。

しかし、胸郭が重い場合には、設定した VT を確保するためには高い気道内圧になる。そのため気道のプラトー圧（測定値）をモニターする必要がある。吸気では、最高圧（ピーク圧）ではなく、圧がかかる時間が長いプラトー圧の影響が強い。もちろん人工呼吸器や麻酔器では、上限圧

[※1] 例外として、区域麻酔に鎮静を併用する場合（p.56）に、人工呼吸や筋弛緩薬を使用せず、自発呼吸を残したまま麻酔を維持することがある。その場合には、pressuure support ventilation（PSV）モードを使用する。

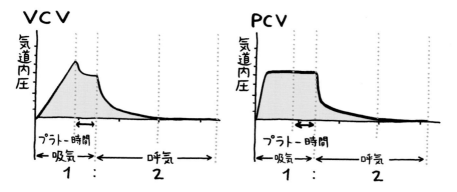

図3-22 従量式換気（VCV）と従圧式換気（PCV）の気道内圧パターン
吸気と呼気の時間比は 1：2

の設定で、一定の圧以上になれば、そこまで PIP が上昇しても高圧がかからないようにはなっている。

　PCV は、吸気圧（PIP）と吸気時間（Tinsp）または呼吸回数の設定で1回換気量が規定される。人工呼吸器は、設定された吸気圧まで速やかに吸気フローを送り、設定された吸気時間内は設定圧を維持して、吸気時間終了時点で呼気となる（**図3-23**）。

　したがって、気道内圧は設定以上に上昇することがないので、圧障害などの危険性は低くなる。しかし VT は、胸郭コンプライアンスや気道抵抗によって変化するため、VT の変化に注意が必要である。肺のプラトー圧を上げたくない症例や乳幼児の症例では PCV とする[※2]ことが多い。しかし、胸郭が重くなった場合には VT が低下するため、吸気および呼気の1回換気量（測定値）を常時モニターで確認すべきである。

[※2] 気道内圧を保障することで、肺の損傷を避けたい考えがある。乳幼児はサイズがさまざまであるため、VCV の場合、初期設定を成人用にした場合、過大な容量と圧がかかる可能性がある。PCV の場合、換気量は十分ではないが、圧を指標に換気量を調節することで、そのようなトラブルが防げる可能性もある。

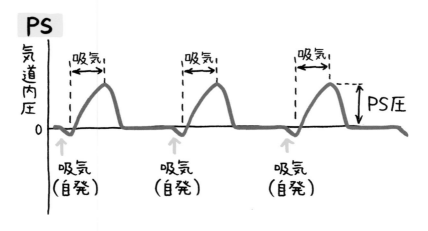

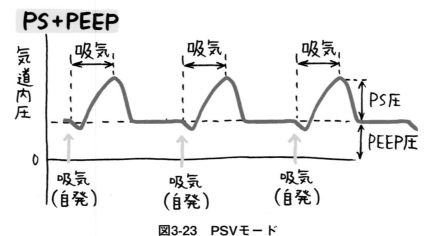

図3-23　PSVモード

　PS圧（吸気時にサポートする圧）：患者の吸気努力を感知して、タイミングよく一定の陽圧を吸気時にサポートする換気法。自発呼吸ができない場合には、サポートできない。PEEPが加わっているときには最高気道内圧はその分引き上げられる。PS圧＝0の場合をCPAPという。

表3-2　VCV、PCV、PSVの設定

換気モード	設定
VCV	麻酔中のVCVでは、1回換気量7〜10 mL/kg、呼吸回数10〜15回/分、：E比=1：2とする。
PCV	吸気コントロール圧10〜15 cmH$_2$O、換気回数10回/分（小児：20〜30回/分）、吸気トリガー感度−1cmH$_2$O、吸気時間25〜35％または1秒、吸気ホールド0％または0秒とする。
PSV	1回換気量10 mL/kgが得られる程度の吸気サポート圧10〜15cmH$_2$O、吸気トリガー感度−1cmH$_2$Oとする。自発呼吸の停止には注意。

　人工呼吸は、①酸素化の保持、②換気の維持を目的とする。**PCV でも VCV でも、酸素化が保持できない場合や CO$_2$が適正範囲に保てない場合には人工呼吸器の換気設定を見直す必要がある**（表3-2）。

　パルスオキシメータやカプノメータで呼吸状態をモニタリングしながら人工呼吸を行うとともに、長時間になる場合には動脈血ガス分析を行い、換気条件を調節する。胸郭や横隔膜の動きを目視で観察する。手術中の麻酔では、パーミッシブハイパーカプニア（高二酸化炭素血症の許容）は、行うべきではない。この概念は、敗血症をはじめとする重症患者において肺保護を目的としたものであり、ノルモカプニア（正常範囲のPaCO$_2$を維持）で管理をすべきである。高二酸化炭素血症では、はじめは高血圧に苦しみ、進行すると pH が低下してアシドーシスとなり強心薬の効果が出にくくなり、心室性不整脈や低酸素血症が起こりうる。

　人工呼吸のせいで循環に悪影響をあたえる病態を、全身麻酔で人為的に作ってはいけない。

参考文献

1)　讃岐美智義. 人工呼吸器周術期循環動態管理（モニターの見方）. 周術期管理ナビゲーション. 野村　実編. 東京：医学書院：2014. p. 130-4.

麻酔中に循環を
コントロールするには
何を知るべきか

　「全身麻酔中の血圧をコントロールする指標は何か？」という質問に、明確に返答ができるか？

　血圧は麻酔薬を使うと低下する。これは誰もが認める事実である。では、麻酔中の血圧はどの範囲で維持したらよいのか。「血圧を維持する」とはどういうことなのか。そもそも血圧を維持する「血圧」とは何を意味しているのか。収縮期血圧なのか拡張期血圧なのか、平均血圧なのか、それとも他の指標があるかということである。

血圧とは何か

　まず、血圧とは何かということから始めよう。

　血圧測定をマンシェット（カフ）で行う時、コロトコフ音を聞きながら測定する。カフ圧を収縮期血圧以上に上げた後、カフ圧を下げていくと、音の聞こえ始めが「収縮期血圧」、聞こえ終わりが「拡張期血圧」である。じつは収縮期血圧と拡張期血圧の間に必ず平均血圧があるが、聴診法では平均血圧は分からない（コロトコフ音が最大になる点）。

　聴診法と似たような原理で血圧を測定する自動血圧計では、平均血圧の測定が可能である。自動血圧計は心音を判別するのではなく、カフで

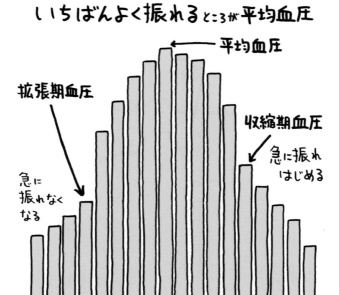

いちばんよく振れるところが**平均血圧**

平均血圧

拡張期血圧

収縮期血圧

急に振れはじめる

急に振れなくなる

図3-24 自動血圧計オシロメトリック法

動脈を圧迫したときの動脈拍動で、カフ内圧に微少な振動（oscillation）が発生するのを利用している（オシロメトリック法）。この振動は、動脈を圧迫するカフ圧を下げていくと大きくなり、最大になった後、小さくなっていく。自動血圧計で、（**図3-24**）のように振動が最大になる圧を判定し、これを「平均血圧」としている。

　カフ圧を強くかけて上腕を締めつけると、血管が閉塞して血液が流れなくなる。圧を少しずつ下げていくと血液が流れ始める。この流れ始めたところでは急に振動が大きくなるところが「収縮期血圧」である。

　振動が次第に大きくなり、最大になった後、また、振動は小さくなっていく。そして急に小さくなるため、圧がカフに伝わらなくなる。この急に振動が小さくなった点が「拡張期血圧」である。

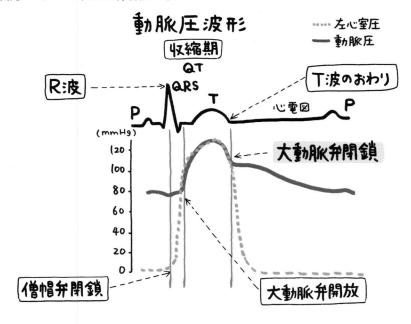

図3-25　動脈圧波形

　オシロメトリック法による自動血圧計では、聴診器で音を聞くコロトコフ音と異なり動脈拍動が最大になる圧がはっきりと分かる。動脈拍動が最大になるというのは、このカフ圧で血管を内側から押す圧が最大になる。つまり、血流が最大になるのである。これが平均血圧なのである。

　麻酔中には脈圧がなくなることがしばしばある。深麻酔やショック、心停止、人工心肺中である。このように拍動がなくなる場合は、マンシェットを使った血圧測定は不可能で、動脈ラインが必要である。

　動脈ラインでは、波形から収縮期、拡張期、平均血圧を算出して数値を表示するため動脈圧波形（**図3-25**）に関しての理解が必要になる。

　左心室圧と大動脈圧（血圧に近い）の関係をよく見て欲しい。

　収縮期とは左室に血液の流入が終わって（僧帽弁閉鎖）から、大動脈弁が閉じるまでをいう。**「収縮期圧」とは、その間で最大になる圧のことで、**

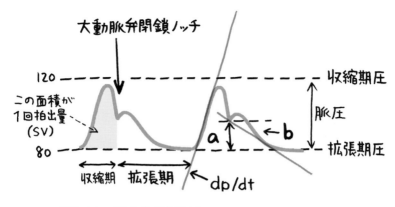

図3-26　観血的動脈圧（パルスオキシメータ）波形

収縮期血圧であると同時に心室内最大圧でもある（血管内容量と収縮力により決まる）。

　つまり、**大動脈弁が開いてから閉じる（大動脈弁閉鎖ノッチの位置）までの大動脈圧（心電図ではR波からT波の終わり＝QT時間）は左室圧そのものである（見事に重なっている）。**

　一方、**「拡張期圧」とは拡張期で最低の圧、つまり大動脈弁が閉じている時で、すなわち左室圧の影響を受けていない時の最低圧である**（血管抵抗と血管内容量により決まる）。

　収縮期圧と拡張期圧の差を「**脈圧**」といい、心臓からどのくらい血液が押し出されるかの指標と考えてよい。

　収縮期で囲まれたところ（図3-26の黄色い部分の面積）が、「1回拍出量」（心臓から1心拍で出ていく血液の量）である。ちょっと乱暴ではあるが収縮期時間が一定（底辺）であれば、脈圧（高さ）は、1回拍出量に比例するはずだ。**脈圧がないということは、心臓から出ていく血液が少ない**ということである。また、**血圧が下がったときは、**収縮期圧や拡張期圧が低下するが**脈圧も小さくなるので、末梢動脈を触れにくくなる。**

「平均血圧」は、1心拍の面積で囲まれた部分を上下に2等分したものを表す。

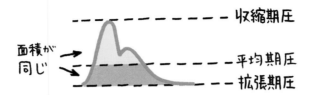

平均血圧＝1/3×脈圧＋拡張期圧

であるが、これは収縮期血圧と拡張期血圧を、その持ち時間分で比例配分した値になっている。

すなわち、**脈拍数が60の時、収縮期時間と拡張期時間の比は1：2になることから、比例配分して、1/3×収縮期圧＋2/3×拡張期圧となる。**

これを変形すると、

1/3×（収縮期圧 － 拡張期圧）＋拡張期圧

である。ここで、（収縮期圧 － 拡張期圧）＝脈圧　なので、

$$\boxed{平均血圧＝1/3×脈圧＋拡張期圧}$$

となる。

これは、臨床現場において収縮期血圧と拡張期血圧から平均血圧を求めるときの簡易式として使用されているものである。

自動血圧計では、実際に、カフを減圧する過程で振動が最大になる圧（平均血圧）である。一般的に、**「平均血圧」は臓器血流の指標の血圧**として用いられている。脳血流や腎血流、冠血流などである（冠血流は拡張期に依存するが、その他の臓器は平均血圧に依存する）。**つまり、全身麻酔中の血圧の指標は、収縮期血圧ではなく平均血圧**だということになる。

どこまで血圧を下げてよいか

　下げてよい血圧はいくらまでか、すなわち平均血圧はどこまで下げて
よいかを考えてみる。

　平均血圧で示される臓器血流で、なかでも脳血流が鍵を握っている。
平均血圧と脳血流の間には、一般的に**図3-27**のような関係が知られてい
る。

　**脳血流は平均血圧が60〜150 mmHg では一定であるが、それ以下では
血流が急激に下がり、それ以上では急激に上昇する。**

　いろいろな研究がなされてきたが、やはり平均血圧は60 mmHg より高
く保つことが大切と考えられている。また、**最近では安全域をとって65
mmHg 以上との考え**[1]もある。これは、普段の血圧に異常がないヒトの

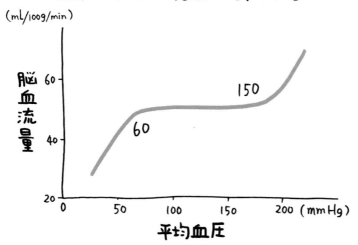

図3-27　平均血圧と脳血流

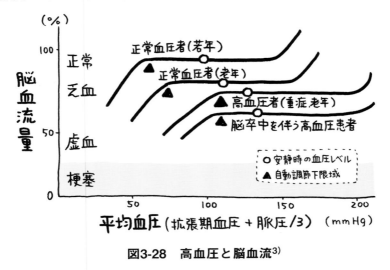

図3-28　高血圧と脳血流[3]

　場合である。

　高血圧のヒトの場合は、この曲線が高い方にシフトしている（**図3-28**）ので、**一般的に日常の安静時平均血圧の25％までが限界[2]**とされる。**よい血圧コントロールは20％まで[3]、バリバリのコントロールは15％である**。腎血流と平均血圧の関係も、この考え方に似ている。

参考文献

1)　Walsh M, Devereaux PJ, Garg AX, et al. Relationship between intraoperative mean arterial pressure and clinical outcomes after noncardiac surgery: toward an empirical definition of hypotension. Anesthesiology 2013;119:507-15.

2)　Strandgaard S. Autoregulation of cerebral blood flow in hypertensive patients. The modifying influence of prolonged antihypertensive treatment on the tolerance to acute, drug-induced hypotension. Circulation 1976;53:720-7.

3)　小竹良文. 循環管理. 日本麻酔科学会・周術期管理チームプロジェクト編. 周術期管理チームテキスト（第2版）. 東京；日本麻酔科学会：2011. p.334-9.

循環を維持する
血圧を保つには、昇圧薬とは何か、輸液の評価

　全身麻酔では、交感神経系の抑制により**血管拡張と心収縮の抑制が起きる**ために血圧は低下する。そこで、血圧を上げるためにどうすればよいのかを、熟知する必要がある。

　ここでは、「全身麻酔中に血圧を上げる」ということについて考えてみたい。

　昇圧するためには、①血管を締める（血管収縮）、②心収縮力を上げる、③循環血液量を増やす、という3つの方法がある。

　これらのうちどれか、あるいはすべてを行えば血圧は上昇するはずである。昇圧薬は、①血管を締める（血管収縮）作用と②心収縮力を上げる作用により心拍出量を増やすが、残念なことに③循環血液量を増やすことはできない。

　①の**血管収縮については、血管収縮薬で血管を締めることにより血圧を上昇させる。静脈（容量血管）も動脈（抵抗血管）も収縮する。主としてアドレナリンのα作用を利用**している。②の**心収縮力を上げるのは、心臓を強く収縮させる強心薬でアドレナリンのβ作用を利用**する。ちなみに、③の**循環血液量を増やす薬剤は……輸液剤**である。

　この3つを駆使して、患者の血圧を保つ努力をする（**図3-29**）。

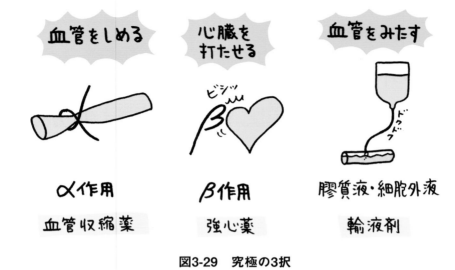

図3-29 究極の3択

　いわゆる昇圧薬は①と②であるが、麻酔科医にとっては③の輸液剤も昇圧薬である。輸液剤といっても何でもよいわけではないが、血管内にとどまりやすいHES製剤（ボルベン®やヘスパンダー®）、アルブミン製剤のような膠質液が循環血液量を増加させるものとして使われている[※1]。

　①②③のいずれでも血圧は上昇するが、どれでもよい場合もあれば、適切なものを使わなければならないこともある。

　血管内容量が不足しているのに、アドレナリンβ作用のある薬を入れても心拍数が上がるばかりで血圧は上昇しないことが多い。α作用のある血管収縮薬を使用すれば血圧は上昇するが、手足が冷たくなるばかり

[※1]**膠質液**：晶質液（電解質と水分のみの製剤）に比較して、HES製剤やアルブミン製剤は分子量の大きいHESやアルブミンが含まれているため、血管内にとどまりやすい。血管内容量を増加させたいときには、膠質液を使うのが一般的である。細胞外液補充剤は4分の1程度しか血管内にとどまらない（4分の3は間質に移行する）のに対して、膠質液は5分の4程度が血管内にとどまるとされている。

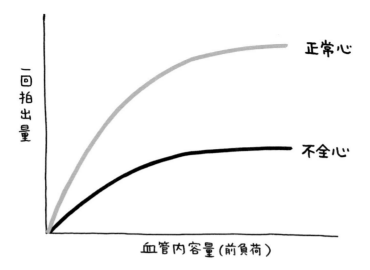

図3-30 フランク・スターリング曲線

である。血管収縮のみを続けると臓器の虚血を来す可能性もある。血管収縮薬や強心薬を単回投与しても血圧や脈拍が落ち着かない場合には、輸液の不足である可能性がある。

「血圧を上げること」ではなく、「血圧を安定した状態に保つこと」が目標なのである。輸液が不足していれば輸液を補い、心収縮力が弱い場合には強心薬を、血管拡張が強い場合には血管収縮薬を使用すればよいのは分かっているが、誤ったモノを使用すると血圧は安定しない。

フランク・スターリング曲線（図3-30）は、「入れてから叩く」（輸液を入れてから、心収縮力を上げる）ことを教えてくれる。

不全心（心不全状態）であれば輸液を入れるとすぐに頭打ちになってしまうが、正常心の場合には輸液を入れれば心拍出量（正確にはCI）が増える。血管内容量が少なければ心収縮力を上げても心拍出量は増えない。不全心の場合は、輸液を入れると同時に、強心薬を使用すれば心拍出量は増える可能性がある。

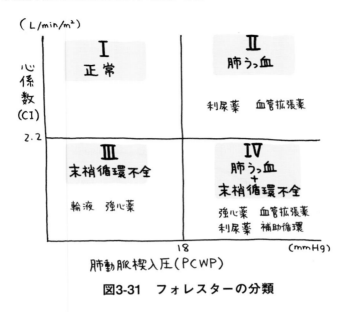

図3-31　フォレスターの分類

　フォレスターの分類（**図3-31**）というのがある。横軸に肺動脈楔入圧（PCWP）（血管内容量と考えてよい）、縦軸に心係数（CI）（心拍出量／体表面積）[2]をとり、その値により４つの場合に分けて治療法を示したものである。

　Ⅰは治療不要、Ⅱは利尿薬と血管拡張薬、Ⅲは輸液と強心薬、Ⅳは強心薬と利尿薬＋血管拡張薬＋補助循環が必要となる。

　Ⅲのところにある場合、輸液＋強心薬で心係数[2]は増加する。不全心

---

[2] **心拍出量、心係数：**
心拍出量（CO）＝1回拍出量（SV）×心拍数（HR）
心係数（CI）＝CO/体表面積
CIとCO、SVはこのような関係になるので**HRが変化しないならば、SV（1回拍出量）と言い換えてもよい**だろう。右心系に異常がないのであれば、**PCWPは前負荷（血管内容量）と言い換えてもよい**だろう。**横軸を血管内用量、縦軸を1回拍出量と考えると図の理解がしやすいだろう。**

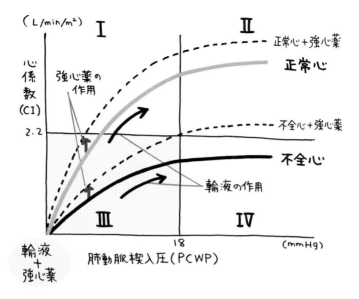

（L/min/m²）

心係数（CI）

2.2

強心薬の作用

輸液の作用

Ⅰ　Ⅱ　Ⅲ　Ⅳ

正常心＋強心薬

正常心

不全心＋強心薬

不全心

輸液＋強心薬

18　（mmHg）

肺動脈楔入圧（PCWP）

図3-32　フォレスターの分類＋スターリング曲線

でなくても輸液を入れて心拍出量が増えない場合も強心薬を使用する。**「まず入れて、それから叩く」**のである（**図3-32**）。ⅡやⅣであれば、**前負荷**が多いのだから輸液の入れすぎと考えて、血管拡張薬や利尿薬を追加する。なお、強心薬の作用は、不全心を軽度不全心の位置に引き上げると考えるとよい。正常心であればもっと曲線が立ってくる。**「前負荷」が少なくて心係数**[3]**が小さい場合には、輸液＋強心薬で「入れて、叩く」**のである。**輸液を入れてよいのはⅠ**、輸液を入れて血圧が上昇するのは、ⅠまたはⅢの場合である。

---

[3]**前負荷、後負荷、収縮力**：心臓より前（静脈側）に負荷をかけることを前負荷といい、前負荷を増やすとは輸液や輸血で血管内容量を増やすことをいう。後負荷とは、心臓より後ろの動脈を収縮させることをいい、血管収縮薬などで血管をしめることを指す。収縮力とは心臓の収縮を強めることである。これらは、1回拍出量（stroke volume, SV）を構成する要素として常に考えておく必要がある。

危険な低血圧と昇圧薬の身分

危険な低血圧とは

その状態を放置すると**生命の危機**につながるものを、危険な低血圧（**表3-3**）と認識する必要がある。例えば、高度な低血圧、急速な低血圧、心電図の ST 変化を伴う低血圧、$EtCO_2$低下を伴う低血圧、低酸素を伴う低血圧がある。

表3-3　危険な低血圧

高度な低血圧	・平均血圧50mmHg未満
急速な低血圧	・出血、ショック、アナフィラキシーなど
ST変化を伴う	・術中急性貧血、心仕事量増大（酸素需給バランスの破綻、心筋虚血による）
$EtCO_2$の異常低下	・呼吸が問題でなければ循環虚脱を意味
低酸素を伴う	・組織低酸素を考える

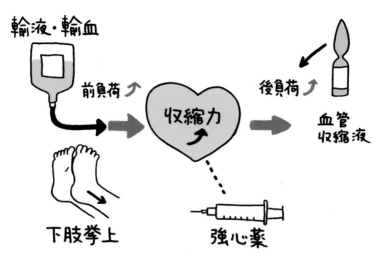

図3-33　前負荷・後負荷・収縮力

　これらの低血圧と判断すれば、血圧を上げるべく努力する必要がある。そのためには、p.113で述べた前負荷、後負荷、収縮力を上げるべく輸液・輸血、強心薬（β作用薬）、血管収縮薬（α作用薬）を使う。前負荷、後負荷、収縮力のいずれが足らないのかを考えて使い分けることが大切である（**図3-33**）。

昇圧薬の身分（平民、貴族、王族にたとえると）（**図3-34**）

エフェドリン：アドレナリン受容体（α、β）に作用する一族の最下層の平民1。ちょこちょこ感が半端ない。10倍希釈してちょこちょこ投与。

フェニレフリン：おなじく、平民2。こちらも、10倍希釈してちょこちょこ投与する。α受容体にしか作用しない。

ドパミン：持続的に血圧を上げたいときに登場する下級貴族。α、βの両方に作用する。"とにかく"血圧を持続的に上げたい場合。効かな

いこともある。

ドブタミン：血圧を上げるというより、心臓を打たせたい人むけ。β に作用する。エレガントさが感じられることから上級貴族と言ってもよいかも。

ノルアドレナリン：平民や貴族では、歯が立たないときに登場するプリンス的存在。身分の低いものでは血圧が維持できない場合に登場する $\alpha \gg \beta$ な王族。

アドレナリン：王子様でもダメな血圧低下や心停止に登場する、この国の王様。アナフィラキシーも得意。$\beta > \alpha$。

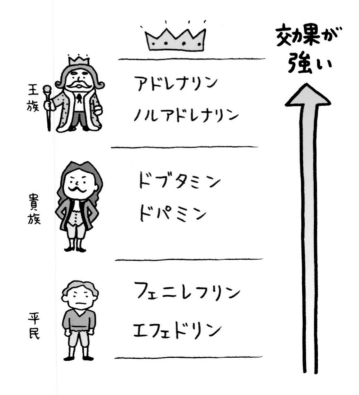

図3-34　昇圧薬の身分[1]

昇圧薬の作用

①エフェドリン（平民1）

エフェドリン「ながヰ」®　40 mg/1 mL
10倍に希釈して4〜8 mg ずつ静注

アドレナリン受容体(α、β)に作用する。心拍数減少や心収縮力の低下、血管拡張している場合に、一時的に静注(ボーラス投与)し、とりあえず血圧を少しだけ上げたいときに使用する。作用持続時間は10分程度。希釈してボーラス投与するから、α(血管収縮)作用があっても末梢血管から投与が可能である。また、エフェドリンのβ作用は、β受容体への直接作用だが、α作用は間接作用である。はじめに、脈が速なり(β)、その後に血圧が上昇(α)する。

②フェニレフリン（平民2）

ネオシネジン®　10 mg/1 mL
10倍に希釈して0.05〜0.2 mg ずつ静注

10倍希釈して1〜2 mL ずつボーラス投与する。α受容体にしか作用しないため、心拍数が多く血圧が下がったとき、特に、血管が拡張して血圧が下がっているときに、血管を一時的に収縮させるために使用する。末梢血管からの投与が可能。フェニレフリンのα作用は受容体への直接作用なので、エフェドリンより昇圧までの時間が短い。脈が速くなり、これ以上脈を速めると都合が悪いような虚血性心疾患でも使いやすい。フェニレフリンでは、血圧が上昇すると反射的に徐脈になる。

③ドパミン（下級貴族）

0.3%イノバンシリンジ®　150 mg/50 mL
1〜20 μg/kg/ 分

とりあえず、血圧が低下しているので持続的に血圧を上げたいときに使用する。α、βの両方に作用する。少量(1〜3 μg/kg/ 分)ではドパミナ

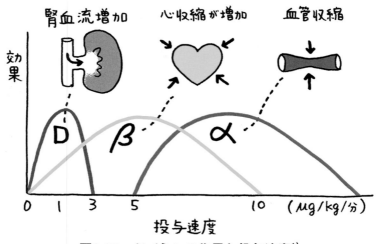

図3-35　ドパミンの作用と投与速度[1]

ジック（D）作用といって腎血流の増加を、中等量（3〜10 μg/kg/ 分）では
β作用による心拍数や心収縮力の増大を、大量（10〜20 μg/kg/ 分）では
α作用による血管収縮を期待して使う。その作用は、重なり合っており、
患者や病態によってどの程度でどの作用が現れるかにはばらつきがある
（**図3-35**）。ドパミンのD作用は、腎臓などの血管平滑筋にあるD受容体
に直接作用して血管平滑筋を弛緩させることで、腎血流増加や利尿作用
が現れる。α作用とβ作用は、直接作用ではなく間接作用で、神経終末
からノルアドレナリンの遊離を促進することで作用を発揮する。

④ドブタミン（上級貴族）

0.3％ドブポン® 　150 mg/50 mL
1〜20 μg/kg/ 分

　血圧を上げるというより、心臓を打たせたい人むけ。βに作用する。
心不全傾向にあるときに使用。ドブタミンのβ作用は、直接作用である
ため、間接作用であるドパミンのβ作用より確実である（ドパミンのβ作

用が効きにくい場合には、ドブタミン)。アドレナリンβ受容体を直接刺激する人工的に作られたβ_1刺激薬で心収縮力と心拍数を上げる。心筋酸素消費量を増強させるため虚血性心疾患には使いにくい。また、肥大型心筋症には、左室流路狭窄を強める(左室から大動脈に出ていく所の筋肉が強く収縮して、左室の出口を狭くする)ため禁忌である。

⑤ ノルアドレナリン（王子様）

ノルアドレナリン®　1 mg/A
3 mg/50 mL などに希釈して中心静脈から持続投与
0.04〜0.5 μg/kg/ 分

　平民や貴族では、歯が立たないときに登場するプリンス的存在。身分の低いものでは血圧が維持できない場合に登場する$\alpha \gg \beta$な王族。ノルアドレナリンは、もともと生体内にある物質で、α受容体にかなり強く作用する。β作用もあるが、血管収縮が主であるため、一般的に強いα作用を期待して使用する。持続的に血管収縮をさせて血圧を上げたいとき(心臓はよく動いてるが血管が拡張しすぎているとき)に使う。人工心肺の離脱などで血管が開きすぎている時や敗血症などでも、選択される。持続投与する場合には、末梢血管からの投与は難しい。**最近では、全身麻酔中に低血圧が持続する場合にも、全身の低灌流を改善する目的で低濃度ノルアドレナリン持続投与が行われる。低濃度(1/50から1/100)に希釈し、投与速度も0.1 μg/kg/ 分以下で投与する。低濃度ノルアドレナリン持続投与では、全身の循環灌流が改善するために心拍出量が増加すると考えられている。この場合には、比較的流速がある末梢静脈ルートの側管から投与することも可能である**[2]。

⑥アドレナリン（王様）

ボスミン®1 mg/A

心停止：3～5分ごとに1 mg 静注（胸骨圧迫をしながら）

アナフィラキシー：0.01 μg/kg 静注持続注入の準備ができるまで異常低血圧

0.04～0.5 μg/kg/ 分

極端な血圧低下や心停止に登場する。β ＞ α 。

生体内で産生できる物質で、β 受容体や α 受容体に直接作用する。作用は、アドレナリン刺激薬の中で最大、最強の作用を持つ。

そのため、心停止では、胸骨圧迫を継続しながら3～5分ごとにアドレナリン1 mg を静注する。止まっている心臓を動かす助けになるのはアド

表3-4　昇圧薬の選択

	作用＊	ポーラス（希釈）(mg)	持続(μg/kg/分)	中心ルート（持続）	心停止
エフェドリン (40 mg/1 mL)	β α（間接）	4～8 (1Aを計10mL)	×		×
フェニレフリン (10 mg/1 mL)	α	0.5～1 (1Aを計10 mL)	×		×
ドパミン	D β（間接）α（間接）	×	D:1～3 β:3～10 α:10～20	○	×
ドブタミン	β	×	○	推奨	×
ノルアドレナリン (1 mg/1 mL)	α≫β	異常低血圧 0.025～0.05 (3Aを計50 mL)	0.05～0.3	○	×
アドレナリン (1 mg/1 mL)	β＞α	異常低血圧 0.025～0.05 (3Aを計50 mL)	β: 0.01～0.02 β＋α: 0.02～0.1 α:0.1～0.3	○	◎ 原液 ボーラス 1A/回

＊（間接）以外は受容体への直接作用をもつ。

レナリンだけである。また、アナフィラキシーショックでは、異常に血圧が低下して、気管支喘息様にもなっているため気管支拡張作用もあるアドレナリンが適応である。異常低血圧で、ノルアドレナリンでも血圧上昇を認めない場合にも使用する。$0.01\sim0.02\,\mu g/kg/$ 分では主として β 作用、$0.02\sim0.1\,\mu g/kg/$ 分では α 作用と β 作用、$0.1\sim0.3\,\mu g/kg/$ 分では α 作用が主として現れる。

昇圧薬の使い方まとめ

①手術中に一時的に血圧を上げたい場合には、末梢静脈から希釈したエフェドリンやフェニレフリンを静注する。

②持続的に昇圧が必要な場合は、ドパミン、ドブタミン、ノルアドレナリンを考慮する。

③α 作用のある昇圧薬を持続的に使用する場合には、末梢静脈ではなく中心静脈から投与する。

④異常な低血圧（高度な低血圧、急速な低血圧、心電図の ST 変化を伴う低血圧、$EtCO_2$ 低下を伴う低血圧、低酸素を伴う低血圧）の場合は、即座に昇圧すべきである。

⑤心停止には、3〜5分おきにアドレナリン1 mg を静注する。

⑥ノルアドレナリンは、敗血症や人工心肺離脱時などに異常な血管拡張を来している場合に使用する。

⑦アナフィラキシーショックではアドレナリンが選択される。

参考文献

1) 讃岐美智義. この基礎疾患にはこの薬剤チョイス！ 麻酔薬18センバツ総選挙. オペナーシング 2017;32:1017-43.
2) Aykanat VM, Myles PS, Weinberg L, et al. Low-Concentration Norepinephrine Infusion for Major Surgery: A Safety and Feasibility Pilot Randomized Controlled Trial. Anesth Analg. 2022;134:410-8.
3) 讃岐美智義. Dr. 讃岐のツルっと明解！周術期でよくつかう薬の必須ちしき. 大阪：メディカ出版 ; 2016.
4) 全身麻酔中のアナフィラキシー. 日臨麻会誌 2012:32:479-87.

バイタルサインの
ミカタ

麻酔中の脈拍と血圧

　血圧と脈拍は、生体では連動して動く。

　たとえば、収縮期血圧が120、拡張期血圧60、脈拍が80。

　これの意味するところはショック状態ではなさそうということ。脈拍が収縮期血圧を上回っていないし、拡張期血圧より脈拍が多い。

　熱型表、検温板、麻酔記録などでは、血圧と脈拍の数値スケールは同じである。血圧の単位はmmHg、脈拍の単位は拍/分とそれぞれ異なるが、スケールを同じにして血圧と脈拍の関係をグラフ化して表示すると患者の状態が見えてくる。**脈拍は通常、収縮期血圧と拡張期血圧の間にプロットされる**。

　グラフ化して表示すればそれぞれの値の前後値との比較が可能である。また、変動するのか安定しているのかといった時間的な推移も容易に把握できる。

　もし、5分前に血圧120/60、脈拍80であったが、現在は60/40、脈拍が120となったならばショック状態に移行したかもしれないと考える必要がある。さらに即座に、原因を突き止める必要がある。

　脈拍は心電図モニターやパルスオキシメータで連続的に脈拍が増加し

SI = 脈拍数／収縮期血圧

SI	重症度	出血量
0.5〜1.0	軽症	1,000mL以下
1.0	中等症	1,500mL
2.0	重症	2,000mL以上

図3-36　ショック指数（SI）

ていったのであれば、ショックが疑われる。「連続的に」とは「80→120→80」といったように1回だけ脈拍が増えたということではないという意味である。「80→120」に変化したのは数秒でも数分でも構わない。動脈ラインで血圧をモニタリングして、目の前ですーっと血圧が下がっていくのが確認できればということである。

2つのパラメータが同時に逆方向に動いたのであればアーチファクト（測定上のノイズ）は考えにくい。**モ原病（p.134）で紹介するように、脈拍が全く変化せずに収縮期血圧と拡張期血圧が同程度上昇したパターンはありえない**。通常は血圧が上昇するなら脈圧も少しは大きくなるはずである。

逆に、ショック状態になり、血圧が下がった時には、収縮期血圧も拡張期血圧も下がるが、脈圧も小さくなる。そして（代償のため）、脈拍は増加しているはずである。

ショック指数（SI）（**図3-36**）は、これを数値や式で表したもので、**脈拍数を収縮期血圧で割って（心拍数／収縮期血圧）**求められる。収縮期血圧を脈拍数が上回れば、ショック指数は1を超える。

これをグラフ化すると、収縮期血圧より脈拍数が小さいところから、

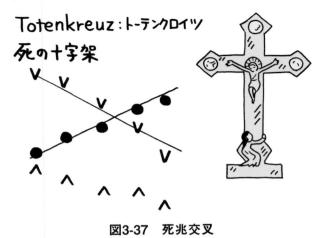

図3-37　死兆交叉

・死の直前に体温や血圧が下降するが脈拍数は増加
・グラフで両者が交叉

収縮期血圧と同じになり、それを超えていく様子が表現される。これを、**死の十字架（死兆交叉）**（**図3-37**）と呼び、昔の教科書には死の直前の兆候であると記載されていた。**ドイツ語でトーテンクロイツ（Totenkreuz）**とも表現されていたものである。

血圧・心拍数（脈拍数）変動から考える

血圧と心拍数（脈拍数[1]）は、連動して動く。どのように動くかを分類してみると、2×2の4通りである（**図3-38**）。

血圧が上がり、心拍数も上がる場合（血圧↑、心拍数↑）

血圧が上がり、心拍数が下がる場合（血圧↑、心拍数↓）

血圧が下がり、心拍数が上がる場合（血圧↓、心拍数↑）

血圧が下がり、心拍数が下がる場合（血圧↓、心拍数↓）

---

[1]**脈拍数**：心電図からの拍数を心拍数、パルスオキシメーターや動脈圧からの拍数を脈拍数と呼ぶ。

血圧 ⬆ 心拍数 ⬆

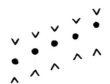

交感神経刺激

浅麻酔（痛み）
高CO₂
低O₂の初期
アシドーシス初期

血圧 ⬆ 心拍数 ⬇

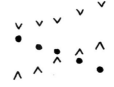

血管収縮薬
脳圧 ↑ ※

※意識障害を伴う

血圧 ⬇ 心拍数 ⬇　　脈圧も狭く

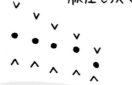

副交感神経刺激
心臓伝導障害

迷走神経反射
深麻酔
高度の低O₂
心臓伝導障害（薬剤性※含む）
神経原性ショック（脊損,脳幹損傷）
進行したアシドーシス

血圧 ⬇ 心拍数 ⬆　　脈圧も狭く

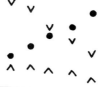

ショック

出血
ハイポボレミア
心不全,心タンポナーデ
血管拡張
（アナフィラキシー,神経原性,敗血症など）
緊張性気胸,肺塞栓

※徐脈になる薬剤
βブロッカー（オノアクト®）、Caブロッカー（ワソラン®、ヘルベッサー®）、ジギタリス、
コリン作動薬（ワゴスチグミン®）

図3-38　血圧・心拍数の4パターン

　すなわち、心臓の電気信号からの1分間の拍数を心拍数、動脈からの1分間の拍数を脈拍数と使いわける。

　血圧と心拍数の変化がどのようなパターンを取るかにより何が起きているかを推論することができる。また、手術中にこれらを推論するには、患者状態、手術内容、麻酔の3つについて常に変化を追い続けることが求められる。目の前で起きていることを推論できなければ、一歩先を読むどころか、バイタルサインの餌食となり後手に回る麻酔管理（患者管理）となる。**血圧・心拍数（脈拍数）の変動は、患者管理の第1歩であり、これを分からずして患者を診てはいけない。**

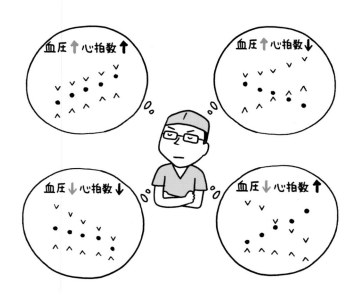

動脈圧波形のみかた

　動脈ライン（Aライン）で連続的に動脈圧をモニターしているのに、血圧の数値のみを見ているだけでは、波形は何のために表示されているのか分からない。

　動脈圧モニタリングは「波形9割、数値1割」だと讃岐塾では教えている。パルスオキシメータ波形についても同様である。心拍動が打つたびに、波形が記録されるということが素晴らしいのだ。

　Aラインがあるのに数値しか見ていない状況は、Aラインからの情報のほとんどを捨てているようなものである。Aライン波形は、多くの情報を与えてくれる。特に、刻々と変化する血圧とともに変化する波形を観察することにより、心収縮力や1回拍出量、血管抵抗、血管内容量などが類推できるのである。

　1心周期の橈骨動脈圧波形を自分で描けるだろうか？

　動脈圧波形は、収縮期と拡張期の2つのフェーズを考えて描く必要がある。

　収縮期では、僧帽弁が閉じた直後、大動脈弁が開くことにより左室の内圧の上昇が末梢の橈骨動脈に伝わってくるため急上昇し急降下する。下降していく途中で、大動脈弁が閉じるため、大動脈弁閉鎖ノッチ（切痕）

が生じる。その点以降は、下降が緩やかになって最低値をとる。急上昇が始まるところ（大動脈弁の開放）のちょっと前で僧帽弁が閉じたところが、拡張期の終わり＝収縮期の始まりであり、大動脈切痕のところが収縮期の終わり＝拡張期の始まりである。

　ここで、収縮期と拡張期の時間の配分は、心拍数が60のとき、収縮期1に対して拡張期2の長さで描く必要がある。心拍数が速くなっていけば、拡張期が短くなる。このことを知っておけば、拡張期が短くなりすぎると、左室が充満せずに血液を送り出そうとするので、空打ちになるのが理解できるであろう。

　さて、収縮期の始めに圧が急上昇するところは、傾き（dp/dt）が重要である。この傾きが、大きければ（立っていれば）、心収縮がよいことを表している。逆に小さければ収縮力が悪いということになる。

　圧が最も高くなる点は、収縮期圧として数値で表示される値である。

　当然のことであるが、動脈ラインが、折れていたり閉塞して、波形がなまっていると収縮期圧は正しい値を表示しない。次に、急上昇するところから大動脈弁閉鎖ノッチまでの囲まれた面積は、大動脈弁が開いてから閉じるまでの左室から大動脈に出ていった血液量を示すので、この

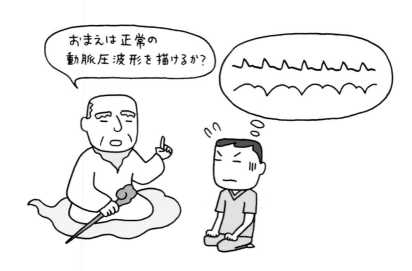

面積が1回拍出量(SV)である。CO（心拍出量）= SV（1回拍出量）× HR（心拍数）で求められる。

$$\boxed{\text{CO（心拍出量）＝ SV（1回拍出量）× HR（心拍数）}}$$

　動脈圧の最も低い点は、拡張期圧である。拡張期には、大動脈弁が閉じているため、左室圧の影響を受けない。大動脈弁閉鎖ノッチから動脈圧が最低になるところまでの波形の戻りは、血管内を流れる血液量（血管の満たされ具合）や血管抵抗（血管収縮や拡張の具合）を表す。正常な動脈圧波形の完成図は**図3-39**である。大動脈弁閉鎖ノッチの高さ(a)が低く、(b)が速いほど、つまり、傾きが小さいほど血管抵抗は低い。究極の形は、大動脈弁閉鎖ノッチが見られないパターン（**図3-40**）で、正常波形に比べると、大動脈弁閉鎖ノッチから先が平低下しているのがよくわかる（**図3-41**）。

　動脈圧波形を観察すると、収縮期のピークが針のように尖っている（動脈圧波形の先細り）ことがある（**図3-42**）。このパターンをとる場合には、

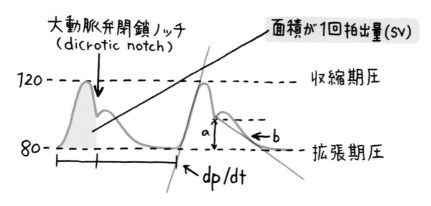

図3-39　観血的動脈圧波形

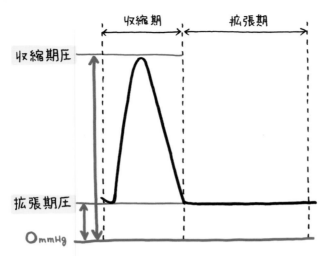

図3-40 大動脈弁閉鎖ノッチが見られないパターン
図3-39のbの傾きが0のパターン

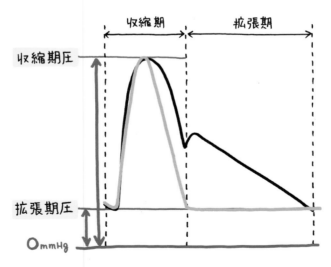

図3-41 正常波形と大動脈弁閉鎖ノッチが見られないパターンを重ねたもの

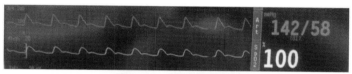

図3-42　脈圧の先細り

非観血血圧（97/56）よりも収縮期がかなり高く（142/58）表示される。

　動脈圧の先細りは、反射波が動脈圧のピークに重なった形になっており、実際の収縮期圧は動脈圧のピークではない。この場合は、NIBP（非観血血圧）を読む必要がある。同時に記録されたパルスオキシメータ波形と比較してみれば、圧波形が先細っているのがよくわかる。

　反射波は、よく見られる現象で、全身麻酔中にはなくても、覚醒させると動脈硬化や末梢血管の収縮によって、先細りが観察されることがある。

　動脈圧波形、SpO₂波形の比較は**図3-43**にまとめる。

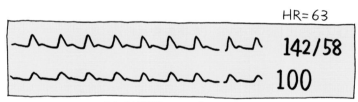

図3-43　動脈圧波形、SpO₂波形の比較

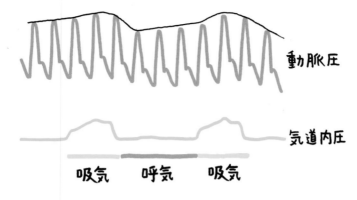

動脈圧

気道内圧

吸気　呼気　吸気

図3-44　動脈圧波形の呼吸性変動

　陽圧呼吸時に、動脈圧波形やパルスオキシメータの波形が、呼吸性に変動(吸気では高く、呼気では低い)するのは、血管内容量(ボリューム)が減少している(ハイポボレミア)ことを示唆する所見である(**図3-44**)。

> MAP（平均血圧）－ CVP（中心静脈圧）
> ＝ CO（心拍出量）× SVR（末梢血管抵抗）

コラム：動脈ラインの適応

　動脈ライン（Aライン）とは観血的動脈圧測定の業界用語である。連続的に血圧を測定するだけであれば、その適応はない。マンシェット（非観血血圧計）で測定ができない症例に適応がある。例えば、人工心肺などで脈圧がなくなる場合の血圧測定、振動や体動、駆血などでマンシェットでの測定が不安定な場合（信頼性に乏しい）などである。また、血圧測定だけではなく術中に頻回の採血が必要（大量出血が予測される場合、血糖の変動、術中の呼吸・代謝管理で血液ガス分析が頻回に必要など）な場合である。（橈骨）動脈ラインは、同側に静脈ルートがあっても輸液による希釈の影響が少ない（動脈から静脈に血液は流れる。採血部位は動脈なので、静脈に輸液して血液で薄まる前の動脈で採血するため希釈の影響はでにくい）ため、手術や集中治療管理で頻回の採血が必要な状況には必須のルートである。ただし、ルートとしては、つまりや閉塞がないように圧波形を常時表示して監視しなければならない。圧波形を表示せずにルートを管理してはいけない。

　動脈ラインの確保の意義は、採血がいつでもできるうえ、**脈圧がなくても血圧が測定できるもの**と考えた方がよいのかもしれない。Aラインは最強の採血ルートである！

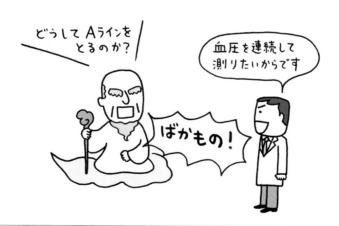

コラム：「モ原病」の診断基準

「モ原病は、宮野英範博士により昭和50年代初頭、麻酔科医が罹患しやすい極めて悪性の疾患として、わが国で初めて紹介された。」[1]とある。すでに提唱されてから50年くらいが経過している。「モ原病」とは、モニターの数値のみを盲信することにより起こる、医療者自身が未熟さ故に陥る病（やまい）である。患者が心停止しているにもかかわらず、心電図モニターに混入したノイズをカウントし心拍数が正常値内の表示であったために警報が作動せず、患者を死に至らしめた症例が、この文献に取り上げられている。

「モ原病」は、医療行為が原因で生ずる疾患「医原病」から派生した言葉である。医原病の場合は、患者が病気にさせられるのに対して、「モ原病」の場合は、医師や看護師が罹患する病気として定義されている。

血圧に関する話として笑えないのが、観血的動脈圧のトランスデューサーが床に落ちて急上昇した血圧を見て、本当に急に血圧が上昇したと思いこむ。あわてて降圧薬を投与すると痛い目にあう。

落ち着いてモニター波形を見たり、収縮期血圧／拡張期血圧を見ればおかしいことには気づくはずである。トランスデューサーが落下すれば、ゼロ点が下がった分だけ収縮期圧も拡張期圧も同じだけ上昇する。大抵は50〜60程度（ベッドの高さ）の急上昇である。

この場合は脈拍は変わらないため、処置はマンシェットで測定してからで

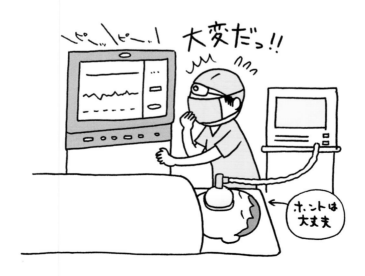

よい。脈拍が全く変化せずに、収縮期血圧、拡張期血圧とも同じだけ上昇する生理的現象は考えにくい。「モニターを治療するのではなく、患者を治療するのだ」。

逆に、本当に血圧が下がっているのに、モニターがおかしいと言ってはばからないと、医療事故につながる。モニターの原理をよく知ることも大切だが、自分の五感を併用することも忘れてはならない。

観血的動脈圧測定をしていると、何らかのトラブルで動脈波形が出なくなることがある。本当に血圧が低い場合にも、もちろん動脈圧は低く表示され、動脈圧波形も頼りない波形をしている（「波形がなまる」）。

では、どうするのか。本当に低いのか、動脈圧測定のライン自体のトラブルなのかは、末梢動脈で**脈を触れてみればわかる**だろう。これができない場合、モニターに振り回され、いわゆる"モ原病"となる。

脈はよく触れて血圧が大丈夫な場合に波形がなまっている場合は、どんな行動をとるべきだろうか。

フラッシュをする、動脈血を逆流させるなどの方法があるが、それだけではいけない。**加圧バッグの圧が抜けていることのチェックも必要**である。動脈ラインの取り扱いに慣れた人なら、フラッシュをしてもヘパリン生食が流れないことに気づくが、それに気づかず時を過ごしてしまうと何度も「なまり」が出現する。加圧バッグで規定の圧を加えることにより約3mL/時のヘパリン生食が流れるようになっている。ヘパリン生食が少しずつ動脈内に注入されることで、圧ラインの「なまり」を防止している。

モニターに異常値が出たときにどう対応するか。まさに、「モ原病」に罹患する人に、そこが問われている。単純にアラームオフにして安心するのは論外だが、逆にモニターに踊らされている事例も多く経験する。誰もがオタク的知識を持つ必要はないが、最低限度のモニターに関する知識は必要である。

以下は、筆者が提唱する**「モ原病」の診断基準**である。

「診断基準」
大項目
　　□モニターを凝視する
　　□モニターの数値の細かい大小にこだわる

　　　□患者の手足末梢を触れて体温を確認しない
　　　□表示された波形の意味を理解しない
　　　□モニター音で心拍数を感じていない
　　小項目
　　　□医療職に就いて5年以内あるいは1年以上のブランクがある
　　　□アラームが鳴るとまず止める
　　　□アラーム音でどの機器のものかかが聞き分けられない
　　　□パルスオキシメータがはずれた時の音が分からない

　　モ原病指数＝大項目の該当数×2＋小項目の該当数　で判定する。
　　モ原病指数　5点以上：確定診断
　　　　　　　　3〜4点：疑い
　　　　　　　　1〜2点：おそれ

参考文献

1）　宮野英範. 若い麻酔科医に急速に蔓延しつつある「モ原病」の恐怖. OPE nursing 1988;3:1602-12.

低酸素、低血圧、心停止

　全身麻酔（広範囲の区域麻酔）を行うと、神経系（運動、知覚、交感）が抑制されるため生体防御反応が行われなくなる。また、知覚神経の伝達が抑制されるため、痛みは感じなくなる。さらに運動神経の抑制は、体動だけでなく呼吸運動もできなくなるため、放置すると死に至る。

　呼吸停止や呼吸運動が著しく低下すれば、容易に低酸素状態になる。交感神経を抑制することで血管拡張や脈の減弱を引き起こす。この状態は低血圧を引き起こす理由として十分である。

　低酸素や異常な低血圧は、臓器への血流低下および酸素運搬の低下や臓器障害、細胞障害を引き起こす。この体内環境の悪化が心停止を引き起こす原因である。

　麻酔を行って心停止に至らないようにするには、心停止になる原因を作らないことである。日常どんなに元気な患者であっても、全身麻酔薬を投与して人工呼吸や循環管理を行わなければ、心停止に陥る可能性がある。「全身麻酔をかける」というのは、生体のホメオスタシスを狂わせないような医学的介入をすることが前提であって、それらが行われなければ安全な麻酔はできない。

表3-5　心肺停止時の鑑別診断（6H6T）

Hypovolemia（出血）	Toxins（薬物）
Hypoxia（低酸素）	Tamponade, cardiac（心タンポナーデ）
Hydrogen ion（アシドーシス）	Tension pneumothorax（緊張性気胸）
Hyper/hypo-kalemia（高/低カリウム）	Thrombosis, coronary（虚血心）
Hypoglycemia（低血糖）	Thrombosis, pulmonary（肺動脈塞栓）
Hypothermia（低体温）	Trauma（外傷）

　麻酔以外でも、手術中には多くの心停止の原因が存在する。

　日本麻酔科学会の麻酔関連偶発症例として報告されている、麻酔・手術中の心停止、高度低血圧、高度低酸素血症などの危機的偶発症の主原因のうち、上位2位までが出血によるもの[1]である。「出血性ショックの術前合併」による死亡が第1位、「術中の大出血」による死亡が第2位で、この2大主原因は全死亡症例のそれぞれ平均32.8％、18.0％を占め、両者併せて平均50.7％と報告[1]されている。

　出血も低血圧の原因である。また、大量出血においては低体温を来しやすく、低酸素やアシドーシス、高カリウム血症、さらには虚血心を来す。

　救急領域で心肺停止時の鑑別診断の6H6T（**表3-5**）のうち、低血糖を除く5H（出血、低酸素、アシドーシス、高K、低体温）は、いずれも低酸素と低血圧の原因である。

　逆に言えば低血圧と低酸素の原因を作らなければ、心停止にはつながりにくい。全身麻酔中に患者のそばに入るならば、**小さな原因であっても低血圧と低酸素に陥る芽を摘んでおくこと**が、全身管理の基本中の基本である。

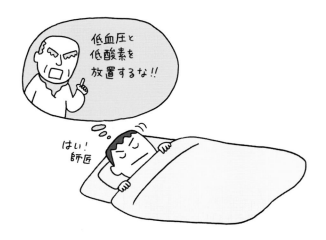

コラム：アドレナリンかエピネフリンか

　NHK の海外ドラマ「ER 緊急救命室」をご存知の方も多いと思う。このドラマの心肺蘇生のシーンでよく登場する「エピ」はエピネフリンである。エピネフリンは日本では商品名を「ボスミン（第一三共）」と呼び、かつては一般名を「エピネフリン注射液」と記載していた。局所麻酔薬にアドレナリンを加えた物を「E 入り」と表示しているが、それも「エピネフリン（Epinephrine）」を意味する E である。

　この薬剤は、α 作用として血管収縮作用、β 作用として心刺激作用を持つため、昇圧効果が強く心肺蘇生に用いられる。アナフィラキシーショックや敗血症に対する血管収縮薬や、喘息発作時の気管支拡張薬としても用いられる。気管支に存在する β_2 アドレナリン受容体に選択的に結合する β_2 刺激効果（気管支拡張作用）により喘息発作を抑える。

　2006年6月、医薬品の規格基準を定めた公定書「日本薬局方」では、長年使用された「エピネフリン」から「アドレナリン」に変更された。アドレナリンは、1900（明治33）年に、高峰譲吉博士がウシの副腎から結晶化して、翌年に米国で許可を得たもので、「アドレナリン」の名称は「adrenal（副腎）」に由来する。一方、米国の学者ジョン・ジェイコブ・エイベルが命名したエピネフリンは「nephros（腎臓）」の「epi（上）」で副腎を意味し、副腎からのホルモンという意味であるが、いずれも同じものである。

　わが国では米国の学者エイベルが命名した「エピネフリン」を使用してきた
が、高峰博士の業績を正しく評価すべきだとの要望により、「日本薬局方」を
2006年6月に改正し、1900年のアドレナリン発見以来106年目にして高峰譲吉
博士の"名誉回復"を図ったものである。

　これにより、一般名を「アドレナリン注射液」、商品名を「ボスミン（第一三
共）」と変更した。ちなみに、第一三共の前身である三共商店薬品部は、高峰
博士が創業した会社であったというのは皮肉な話である。

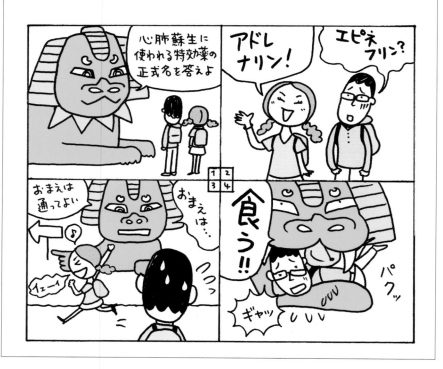

参考文献
1)　川島康男，入田和男，森田　潔，他. 本邦手術死の二大主原因としての出血性ショックの術前状
　　態及び術中大出血についての統計的研究. 日本輸血学会雑誌 2005;51:23-31.

内呼吸と外呼吸を
つなぐモニター

呼吸と循環のかけはし

　内呼吸とは、細胞内での呼吸を意味する。細胞内のミトコンドリアでは、取り込まれた O_2 とブドウ糖から ATP（エネルギー）を産生する過程で CO_2 を産生する。

　一方、細胞内呼吸（内呼吸）のために必要な O_2 を体外から取り込み、内呼吸で産生された CO_2 を体外へ排出するしくみが外呼吸（換気）である.

　そして、外呼吸と内呼吸をつなぐのは血液循環である。外呼吸で肺胞に取り込まれた O_2 は、拡散で肺循環に入り、心臓に戻った後、体循環で末梢にある細胞に送られる。細胞に取り込まれた O_2 は、内呼吸により CO_2 を産生する。CO_2 は体循環から肺循環に戻った後、肺胞に呼出される（**図3-45**）。

　カプノメータ（CO_2 モニター）は、$EtCO_2$（呼気終末二酸化炭素濃度）を呼気終末の CO_2 濃度を表示するが、呼気時の肺胞から排出される CO_2 濃度のみを表示するわけではない。呼吸サイクルで呼出される CO_2 を連続的に記録することにより、CO_2 の吸入〜呼出状態をグラフ表示する（**図3-46**）。

外呼吸　　　　循環　　　　内呼吸

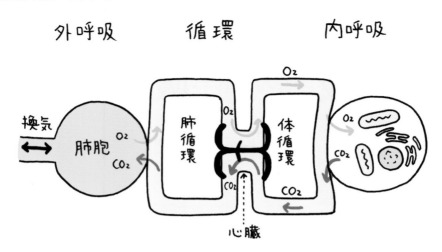

内呼吸 - 循環 - 外呼吸

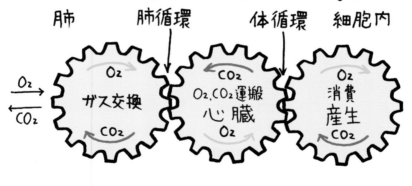

呼出されるCO_2は3つの要素に変化する
換気：換気不全
循環：血流↓、血栓
内呼吸：細胞状態↓、細胞死

図3-45　外呼吸-循環-内呼吸

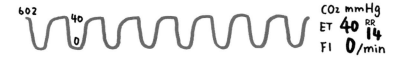

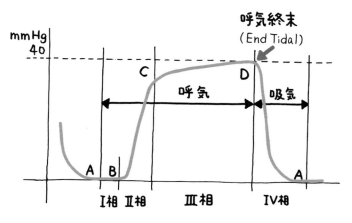

図3-46　EtCO₂モニター

A：呼気の始まり，D：呼気の終わり（呼気終末）．
I相（A～B）：解剖学的死腔からの呼出（CO₂がない部分からの呼出）
II相（B～C）：解剖学的死腔と肺の混合気の呼出
III相（C～D）：肺胞からの呼出
IV相（D～A）：吸気

A～D（I相＋II相＋III相）とD～A（IV相）の長さの比（時間の比）は　| 2：1＝呼気：吸気 |

　循環と内呼吸に問題がない状態では、CO₂は単に外呼吸の様子を表していると考えられる。一方、外呼吸が問題なくても循環が虚脱した状態では肺血流（肺循環）も低下するので、CO₂は呼出されにくくなる。つまり肺塞栓ではほとんどCO₂は呼出されない。

　また、外呼吸や循環に問題がなくても、心肺停止後などで内呼吸に問題があれば、細胞が機能していないのでCO₂は呼出されない。**CO₂が安定して問題なく呼出されるというのは、呼吸と循環が良好な状態である**といえる（**図3-45**）。

　CO₂波形でマスク換気状態を判定するのが、JSA-AMAとして2014年に発表されている（p.75参照）。

たかがCO₂されどCO₂

呼気 CO_2 曲線を追うと、いろいろなことが分かる。

例えば、CO_2曲線下の面積（**図3-47**の②）は、（1サイクルの吸気と呼気の間で呼吸回路から漏れがない場合）、呼気中に肺胞から呼出された CO_2 量（肺胞換気量）を表している。 CO_2の波形のA〜B〜Cは、呼気にもかかわらず肺胞からほとんど呼出されない（**図3-47**の①）ので、ここは解剖学的死腔からの呼気（CO_2をほとんど含んでいない）を表している。

動脈血中 $PaCO_2$（mmHg）と呼気中 $PetCO_2$（mmHg）は、$PaCO_2 > PetCO_2$の関係にあり、この差は肺胞死腔を表している。つまり、つぶれた肺胞や換気されない肺胞が多ければ多いほど $PaCO_2$ と $PetCO_2$ に較差が生じるのである。

ここで、$PetCO_2$に異常が出る原因を考えてみよう。

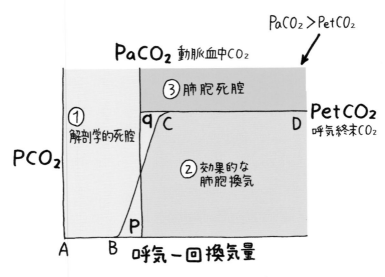

図3-47　呼気の1回換気量[1)]

漏れがなければ、②の面積が1回で呼出された CO_2 の量ということになる。
p＝qなので、効果的な肺胞換気は長方形の面積になる。

代謝の亢進や減弱などで、細胞でのCO_2産生や需要が変化することによるもの、循環が立ち行かなくなることによって生じるCO_2の減少やたまっていたCO_2が一気にもどってくることによるCO_2増加、呼吸が原因で起こる異常に加えて、機器やサンプリングチューブなどのテクニカルな問題がある（**表3-6**）。

　周術期において$EtCO_2$が活躍する場面（**表3-7**）としては、心肺停止中（心拍再開して$EtCO_2 > 20$であれば心肺蘇生の成功）、JSA-AMAの麻酔導入時のマスク換気の成否の判定や気管挿管後の気管内外のチューブ位置の判定に役立つ。

　また、心拍出量や血圧が下がった場合には$EtCO_2$も低下するため、信憑性を判断することが可能である。非挿管の鎮静においては、CO_2が呼出されなければ、まず呼吸停止を疑う。鎮静においては、気道閉塞や呼吸中枢の抑制により、換気ができなくなることによりSpO_2が低下する。CO_2は、SpO_2が低下する前に検出できなくなるため、鎮静時の呼吸モニタリングには有用である。

表3-6　$PetCO_2$異常[1)]

原因	増加	減少
代謝	麻酔覚醒（シバリング） 悪性高熱症、悪性症候群 甲状腺クリーゼ 重症敗血症	低体温 代謝性アシドーシス
循環	駆血解除 CO_2使用の腹腔鏡 アシドーシス治療	麻酔導入時 肺塞栓 ハイポボレミア 心原性ショック 出血性ショック 心内シャント
呼吸	低換気 COPD 喘息	過換気 肺水腫 肺内シャント
テクニカル	CO_2吸収剤の消費 モニターのよごれ	接続不良 サンプリングチューブ閉塞

表3-7 EtCO₂が活躍する場面

心肺停止
- 心拍出量と心肺蘇生の成功 EtCO₂>20 mmHg

麻酔中
- 麻酔導入時（JSA-AMA）
- 気管挿管の確認
- 脳圧のコントロール（脳外科手術）
- 心拍出量、血圧低下の信憑性

鎮静（非挿管）
- 鎮静時の呼吸モニタリング

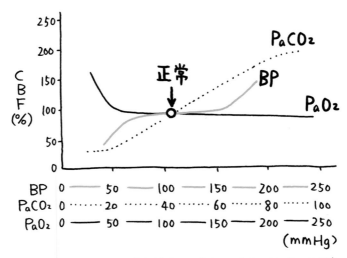

図3-48 EtCO₂と脳血流（CBF）とPaCO₂、PaO₂、BP[2]

BP：平均血圧。

　脳外科手術や頭部外傷などにおいて、脳圧や脳血流をコントロールするために CO_2 のコントロール（$PaCO_2$）を利用する。この場合は、カプノメータの $PetCO_2$ ではなく、動脈血ガス分析による $PaCO_2$ を利用する。

　図3-48に示すように $PaCO_2$ に比例して CBF（脳血流）は大きく変化する。平均血圧（BP）以上に、$PaCO_2$ は脳血流に敏感である。なお、当該患者において $PetCO_2$ と $PaCO_2$ の解離の程度が判明している場合には

$PetCO_2$を目安としてよい。

いずれにしろ、CO_2は生命活動が、うまくいっている場合には問題ない値を示すはずであるが、CO_2が異常を来したときには、生命活動の危機だと考えるべきである。医療分野全般で、もっとCO_2モニタリングを根本から見直すべきではないだろうか。

人工呼吸中の患者の呼吸異常はDOPEの順に考えよ！

気管チューブの位置異常とは、片肺挿管、食道挿管、事故抜管など入っていないか、異常な位置にある。閉塞とは、気道の閉塞(舌根沈下だけでなく痰などによる気管支や肺胞の閉塞)、気管チューブの閉塞、蛇菅の閉塞などのあらゆる閉塞を考える。圧外傷などによる気胸のほか、最後に人工呼吸器や麻酔器の異常、モニターの異常などを想起する。想起する順番(D → O → P → E)が大切である。

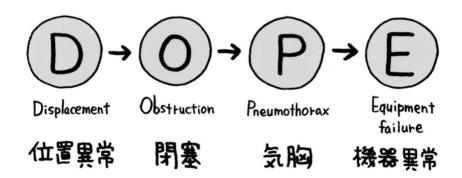

参考文献
1) Kodali BS. Capnography outside the operating rooms. Anesthesiology 2013;118:192-201.
2) Michenfelder JD. Anesthesia and the Brain: Clinical, Functional, Metabolic, and Vascular Correlates. Elsevier. New York 1988.

4章

麻酔を極める
技を盗む

昔の麻酔と今の麻酔

　昔の麻酔と今の麻酔の違いは何だろうか。その違いを知るために、ちょっと、麻酔が始まった頃にタイムスリップしてみよう。

　そう、1846年にモートンがエーテル麻酔を行った時の話。1846年のボストン、マサチューセッツ総合病院臨床講堂では、エーテル麻酔※の公開実験が行われていた。

　そのとき、全身麻酔に使われたのはエーテルだけ！である。鎮痛薬であるアルチバ®（レミフェンタニル）も筋弛緩薬であるエスラックス®（ロクロニウム）も使われていない。ただ、エーテルだけで全身麻酔が行われたのだ。

　エーテルというのは揮発性吸入麻酔薬で、現在の分類では、鎮静薬に属する。現代の麻酔は、鎮痛（知覚の消失）、鎮静（意識の消失）、筋弛緩（体動の消失）という3つの要素を別々の薬剤に担当させることで行ってい

※ エーテルは長期にわたって使用されてきた揮発性吸入麻酔薬で、なんと1980年代初め頃まで使われていた[1]。エーテルは引火性があるため、現在の電気メスが使用される環境では使用できない。血圧、脳圧の上昇、血糖値の上昇といった交感神経刺激作用があるが不整脈は発生しにくい。呼吸抑制が少なく、気管支拡張作用があるが気道刺激性のため喉頭痙攣を起こすことがある。他の揮発性吸入麻酔薬と同様に非脱分極性筋弛緩薬の作用を増強する。また、催吐性がある。

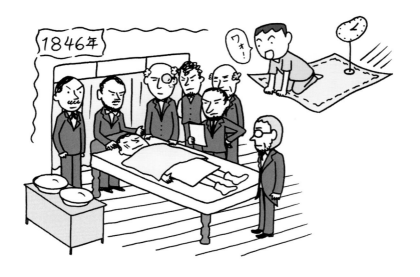

るのだが、世界初のエーテルの公開実験は、吸入麻酔薬ただ1剤によって行われたのである。

　吸入麻酔薬であるエーテルは、麻酔を深くするとゲデルの麻酔深度表（1920年）（**表4-1、図4-1**）[2, 3]のような経過をたどる。

　エーテルによる中枢神経の抑制は4つの段階に分かれている。

　エーテルを吸入させていくと次第に麻酔深度が深まり、

cortical centers（皮質中枢）

　　　↓

basal ganglia（大脳基底核）

　　　↓

spinal cord（脊髄）

　　　↓

medulla（延髄）

というように、次第に作用が深部に進むと解されている。これは第1期〜第4期に向かって深くなると考えられる。

表4-1　ゲデルの麻酔深度表①[2, 3]

第1期（無痛期）
麻酔開始から意識消失までで、反射や呼吸器・循環器系の変化はない。

第2期（興奮期）
意識消失から規則正しい呼吸が始まるまでで、抑制系が解かれるため興奮症状が出る（叫んだり、もがいたり、息こらえ、筋緊張は強まり、あごは強固にかみしめる、嘔吐や尿失禁、排便が見られる）。呼吸は不規則になり、眼球は活発に動き、瞳孔は散大し、反射は亢進する。脈拍数は増加し、血圧は上昇する。合併症を起こしやすいので、この時期を速やかに通過することが大切である。この時期に手術をしてはならない。

第3期（手術期）
規則的な呼吸の始まりから自発呼吸の停止まで。
　第1相　規則的な呼吸の始まりから、眼球位置の不定〜中央に固定するまで。
　第2相　眼球固定から肋間筋麻痺が始まるまで。知覚刺激に伴う反応が消失するので、手術に最適な時期である。
　第3相　瞳孔の拡大と対光反射の消失。肋間筋麻痺が始まり完全麻痺となる（横隔膜呼吸になる）まで。咽喉頭反射が消失するので、気管挿管が可能である。
　第4相　肋間筋完全麻痺から横隔膜呼吸の停止まで。瞳孔の散大。気管分岐部の咳嗽反射も消失する。

第4期（麻痺期）
呼吸停止から心停止まで。瞳孔は大きく散大。筋肉は完全にゆるみ、脈はかすかで、血圧は非常に低い。

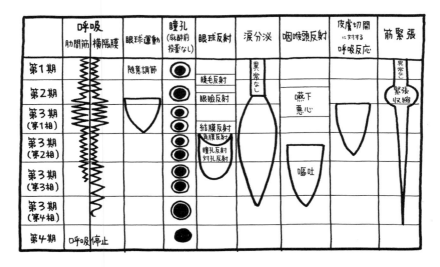

図4-1　ゲデルの麻酔深度表②[2, 3]

麻酔薬は鎮静薬だが、それのみで神経系を完全に麻痺させることが可能である。昔の麻酔薬は、1薬剤のみで色々な段階を経て神経系の様々な部分に作用し、生体機能を停止させることができた。

このように1剤に頼って無理をした麻酔では、麻酔状態から回復するのに時間がかかり、副作用も強く出る。そこで、現代のバランス麻酔が、副作用をおさえた、いいとこ取りの麻酔法として提案された。

バランス麻酔という言葉をはじめて紹介したのは、ランディという人で、今から約90年も前の1926年のことである。ランディは、バランス麻酔を「analgesia（鎮痛）」「amnesia（健忘）」「muscle relaxation（筋弛緩）」「abolition of autonomic reflexes with maintenance of homeostasis（ホメオスタシスを保ったまま自律神経反射を消失させる：有害な自律神経反射の抑制）」の4つの要素からなる[4)]とした。ホメオスタシスとは恒常性（生理的な状態に保ち続けようとすること）という意味である。

麻酔深度についての考えを、バランス麻酔風にあてはめたのは1957年のWoodbridge[5)]によるとされている（**図4-2**）。麻酔の条件を4つの要素、すなわち「知覚」「運動」「反射」「精神（眠り）」の抑制と捉えている。鎮痛で「痛みがない」のは知覚抑制、鎮静で「意識がない、健忘」は精神抑制（眠り）、筋弛緩（体動の抑制）は運動抑制に相当し、これらに反射の抑制を加えて4つの条件となる。これに当時の麻酔薬をあてはめたものも発表されている。脊椎麻酔は、知覚、運動、反射抑制はあるが、精神抑制はない（**図4-3**）。

少しずつ時間を戻し、一気に現代まで戻ってみる。上述の考え方で、わが国でいつ頃から行われたのかは定かではないが、バランス麻酔に関するシンポジウムが第42回日本麻酔学会総会（1995年）や第46回日本麻酔学会（1999年）であることを考えると、1990年代後半ではないかと考えられる。2000年前後には、それらをまとめた書籍[6, 7)]が発行されている。

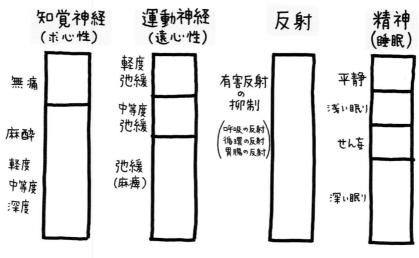

図4-2　Woodbridgeの考え[5]

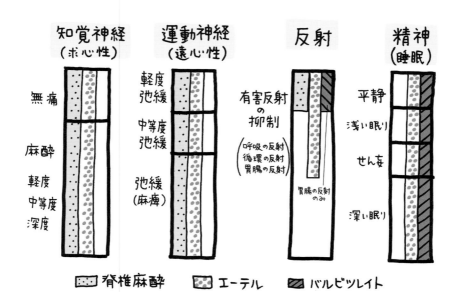

図4-3　Woodbridgeの考えと麻酔薬[5]

文献5)をもとに著者作成

　バランス麻酔の臨床を加速させたのは、2007年に発売されたレミフェンタニルとロクロニウム＋スガマデクスではないかと著者は考えている。

　レミフェンタニルは、超短時間作用性のオピオイド鎮痛薬で、持続投与でなければ鎮痛効果を維持できない。**3分間、持続投与を停止すれば、血中濃度は約半分になる**のだ。裏返せば、必要な時に非常に強い鎮痛が行えるために、鎮静薬である吸入麻酔薬(セボフルラン)やプロポフォールのみに頼って麻酔を組み立てる必要はなくなった。

　筋弛緩薬に関してもロクロニウムとその特異的拮抗薬であるスガマデクスの登場により、筋弛緩を自在にコントロールできるようになった。

　この環境を手に入れた「今の麻酔」は、バランス麻酔という概念を意識せずには行うことはできない。誰もが、バランス麻酔の考えに基づいて麻酔を組み立てている。鎮静薬を多く投与すれば全身麻酔は深くなるのであるが、無理をして鎮静薬単独で知覚や反射、体動の抑制までも行おうとすると覚醒が遅くなる。

　しかし、「昔の麻酔」にもよいところがある。麻酔薬を増やしていけば麻酔は深くなり、臨床症状を指標にした麻酔が可能であるのだ。エーテルでは第3期の手術期になれば手術は可能である(**図4-1**参照)。

　「今の麻酔」においては、鎮痛薬、鎮静薬、筋弛緩薬それぞれの薬物によって起きる反応を臨床徴候のみではしっかり把握できなくなった。p.176に解説するが、生命を保障するモニターに加えて、麻酔の効果を判定するためのモニターが必要になったのである。

参考文献

1) 諏訪邦夫，西立野研二編．周術期の薬と使い方．東京：南江堂；1984. p.111-4.
2) Guedel AE. Anesthesia: a teaching outline signs of anesthesia. Anes Analg 1936;15:55-62.
3) Guedel AE. Third stage ether anesthesia: a sub-classification regarding the significance of the position and movements of the eyeball. Survey of Anesthesiology 1966;10:515-21.
4) Lundy JS. Balance anesthesia. Minn Med 1926;9:344.
5) Woodbridge PD. Changing concepts concerning depth of anesthesia. Anesthesiology 1957;18:536-50.
6) 花岡一雄編．バランス麻酔の実際．東京：診断と治療社；1998.
7) 渋谷欣一，小松　徹編．バランス麻酔：最近の進歩．東京：克誠堂；2000.
8) Schneider G, Sebel PS. Monitoring depth of anaesthesia. Eur J Anaesthesiol Suppl 1997;15:21-8.

コラム：神経系のコントロールと麻酔科医の仕事（麻酔科力とは？）

全身麻酔をすると、神経系が機能しなくなることで生体機能を減弱させる。放置すれば、呼吸停止、循環機能の減弱などから死に至る。「マイケルの死に学ぶ鎮静」（p.18）に詳述したので、本書を読み進めてきたのなら理解は容易であろう。

では、神経系をコントロールすれば、呼吸や循環について医学的介入を行わずに、やり過ごせるのだろうか？　答えは、NO である。

エーテル麻酔の時代にしろ、今のバランス麻酔にしろ、全身麻酔が成立するレベルで生体をコントロールするならば、必ず、呼吸や循環をコントロールする技術が必要である。鎮静レベルと生体反応の図（p.15）を思い出して欲しい。

麻酔科医がプロとして求められるのは、麻酔薬を投与することのみではなく、**手術中に安定した麻酔状態を維持することに加えて、不快ではなく副作用がない覚醒状態にもどすこと**である。そのためには、術前、術中、術後にきちんと仕事をすべきである。**麻酔科力とは、呼吸、循環、代謝、体温をコントロールし体内環境（ホメオスタシス）を保ったまま麻酔状態を長時間継続できる力と副作用なく術前の状態にもどす力**である。

手術医療における麻酔科医の仕事は、患者が麻酔状態で手術を受けている間に「よい状態に保ち続ける」ことと「快適な術後を提供すること」である。

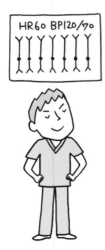
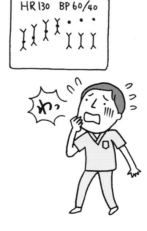

MACは使えるか？

MACとは何か？

　MAC と聞いて何を思い浮かべるだろうか？

　Macintosh（コンピュータや喉頭鏡）や McDonald's（大阪では「マック」ではなく「マクド」）？　いや、違う。

　ここでいう MAC とは、吸入麻酔薬の強さを比較するために用いられる、最小肺胞濃度（minimum alveolar concentration：MAC)[1] のことである。これは、吸入麻酔薬"単独"で、皮膚切開時に50％のヒトを不動化させるのに必要な吸入麻酔薬の肺胞濃度である。なぜ麻酔薬の強さの指標が「動くかどうか」なのか？　不思議であると思ったあなたは正常である。

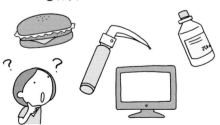

どの MAC が好き？

ゲデルの麻酔深度（p.151）の話を思い出して欲しい。

エーテルを吸入させていくと、

第1期：cortical centers（皮質中枢）

↓

第2期：basal ganglia（大脳基底核）

↓

第3期（手術期）：spinal cord（脊髄）

↓

第4期：medulla（延髄）

と進むため、第3期の手術期では脊髄にまで麻酔薬の作用が及んでいる。

　つまり、**動かないかどうかは脊髄レベルでの抑制**である。実際、Rampil ら[2]はラット除脳後も MAC が変わらない、つまり脊髄が MAC に大きな役割を果たしていることを証明した。

　MAC は、大脳ではなく脊髄レベルの生体の反応をモニターしていたのである。過去の吸入麻酔薬単独の麻酔では、これで良かった。しかし、現在の麻酔はバランス麻酔であるため、体動は筋弛緩薬を使用して、もっと末梢レベル（神経筋接合部）で抑制している。

　筋弛緩薬を使用しない麻酔においては、鎮静薬と鎮痛薬の組み合わせで大脳が痛みを感じない（体動を起こすトリガーとならない）麻酔レベルにすることで、体動が抑制されている。ただし、この場合は、脊髄レベルより末梢の反射によって引き起こされる体動は抑制できない。これを考えると吸入麻酔薬単独で使っていた頃の MAC という指標そのものは、現代の麻酔には役立たないのだ。

　では、何が役に立つのだろうか？

　現代の麻酔では、吸入麻酔薬を意識をとる薬剤として用いているため、意識がないかどうか、覚醒しているかどうかが大切である。役立つのは、「MAC-awake」である。

表4-2　MACとMAC-awake

麻酔薬	MAC	MAC-awake
デスフルラン	6	2
イソフルラン	1.12	0.43
セボフルラン	1.71	0.63
亜酸化窒素	105	71

　MAC-awake は 、50%のヒトが覚醒する濃度である。覚醒するかしないか。これならば、現代の麻酔において、鎮静薬が意識レベルをコントロールする役割を考えると、少し納得できる。誤解を恐れずに言えば、**今使用されている吸入麻酔薬（亜酸化窒素を除く）では、MAC-awake は MAC ×1/3（おおよそ）なのである**（**表4-2**）。

　MAC を知っていれば、MAC-awake は計算で求まるのだから、MAC がまったく使えないとは言い切れない。**MAC に1/3をかける方法を知っている人にとっては、MAC は「使えるやつ」なのである。MAC-awake はオピオイド（鎮痛薬）の併用下でも MAC のように大きく低下しない**[3, 4]ことが知られている。

麻酔にかかりやすい人、かかりにくい人、かかりすぎる人

　「麻酔にかかりやすい人」や「麻酔にかかりにくい人」というのは、よく聞く言葉である。

　かかりやすい人は、術中は問題になりにくい。かかりやすいと、麻酔科医が認識できているからである。

　かかりにくい人は、少し多めに入れておかないと醒めてくる傾向がある。

　酒飲みは静脈麻酔薬（プロポフォールやベンゾジアゼピン系薬剤など）の必要量が多いという感触がある。実際に、酒飲み（慢性的にアルコール

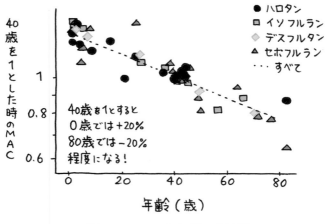

図4-4　MACと年齢の関係[7]

を摂取している人）とチョイ飲みの人を比べると、意識を消失するまでの
プロポフォールの必要量は、明らかに酒飲みで多かったという報告[5]もあ
る。決して、効かないわけではないが、注意が必要である。いつもの量
では眠らないのである。教科書的にも、慢性のアルコール常用者では、
吸入麻酔薬のMACも増加するという記述[6]がある。

　次に、かかりすぎる人というのを考えてみよう。静脈麻酔薬はちょっ
と個人差があるので、ここでは吸入麻酔薬について考えてみる。では、
どういった時にかかりすぎると感じるのか？　それは、思ったより低い
麻酔薬濃度で脳波が抑制されたり、血圧や脈拍が安定したりする状態を
見るときである。様々な要因が考えられる。麻酔前に投与された、前投
薬の影響、低アルブミン血症や貧血、手術侵襲があまり大きくないなど
である。

　もう1つ、明らかに関与するものがある。それは年齢である。吸入麻酔
薬においては、MACが年齢によって異なることが知られている（**図4-4**）。

　Egerによれば[7]、40歳を1とすると、0歳では＋20％、20歳では＋
10％、60歳では－10％、80歳では－20％程度になる！　セボフルランの

コラム：本当の吸入麻酔薬の維持濃度（讃岐塾：場外乱闘）

　MAC-awake では、半分のヒトが覚醒していることに不安を覚えたあなた、心配はご無用である。MAC の標準偏差は10〜15％程度なので、MAC-awake にも当てはめてみると、平均値＋2SD（標準偏差）で ED95（95％が意識なし）、＋3SD で ED98、＋4SD で ED99、＋5SD で ED99.5となる。SD を15％と見積もれば、この5倍であるので、MAC-awake の75％増（MAC-awake ×1.75）では99.6％が覚醒していないということである。

　通常、半分のヒトが覚醒しない MAC-awake では心もとないので、臨床現場では100％近くが覚醒しないと考えられる **MAC-awake の2倍である2× MAC-awake（＝0.66 MAC-awake）に近い0.7 MAC で管理すること**が多いのである。つまり、セボフルランでは1.2％、デスフルランでは4.2％、イソフルランでは0.8％程度で管理する。これは、あくまでも理論値にすぎず、後述するように**年齢によっても修正する必要がある**。また、個人差を吸収するためには、**脳波をモニターすることも大切である**。

　MAC（40歳）が1.71であるので、0歳では2.05、20歳では1.88、60歳では1.54、80歳では1.37程度になる。また MAC と MAC-awake の関係は、セボフルラン、イソフルラン、デスフルランに限って言えば0.33× MAC ＝ MAC-awake で、年齢によって関係が変化することはない[7]のである。MAC-awake（40歳）が0.63なら、0歳では0.76、20歳では0.69、60歳では0.57、80歳では0.5程度になる。

血液／ガス分配係数の謎

　吸入麻酔薬の性質を規定するものに、血液／ガス分配係数というのがある。**血液／ガス分配係数が小さいと麻酔の導入・覚醒が速く、大きいと麻酔の導入・覚醒が遅い**（図4-5）。

　この血液／ガス分配係数の定義は、37℃、760mmHg（1気圧）における血液1mL に溶解するガスの量(mL)、要するに「溶解度」である。

　吸入麻酔薬が、ガス相から血液相に溶け込み、ある程度経過すると麻

酔薬の分圧は、ガス相＝血液相となる。例えば、分圧が等しくなったときガス相の吸入麻酔薬濃度が20であり、血液相の吸入麻酔薬濃度が5であったとすると、この吸入麻酔薬の血液／ガス分配係数は5/20＝0.25となる。この値が大きいほど血液に溶けやすく、小さいほど血液に溶けにくい吸入麻酔薬といえる（**表4-3**）。

ここで、溶けにくい吸入麻酔薬は血液に移行しないのではないか？　と考えてしまうと、迷宮に迷い込んでしまう。迷宮に迷い込まないためには、次のように考えればよい。

揮発性麻酔薬の血液相とガス相の圧が等しくなれば、血液が飽和した状態なのである。血液相に溶け込みにくければ、飽和するまでの時間が短い。血液から脳に運び出されるので、どんどんガス相から血液相に移行する。これが、導入が速いということである。逆に「血液相に溶け込みやすい＝血液／ガス分配係数が大きい」吸入麻酔薬は、血液相が飽和するのに時間がかかり、なかなか**肺胞内**分圧（ガス相）＝血液内分圧（血液相）とならず、麻酔の導入は遅れる。

覚醒時に、吸入麻酔薬の投与をOFFとすれば、肺胞内の吸入麻酔薬投与濃度はゼロとなり血液相に溶け込みにくいために、すばやく血液相からガス相に移行する。そのため、ガス相から呼気として運び出されてしまっても、どんどん血液相からガス相に移行するので、覚醒が速いということになる。これで、迷宮から脱出できるのである（**図4-5**）。

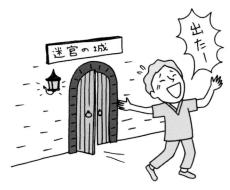

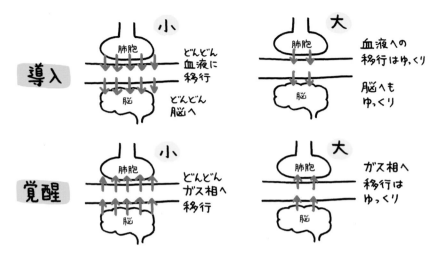

図4-5　血液/ガス分配係数

血液 / ガス分配係数は肺胞内濃度の IN と OUT で考える。

表4-3　各麻酔薬の血液/ガス分配係数

麻酔薬	血液ガス分配係数
エーテル	12.1
ハロタン	2.3
イソフルラン	1.4
セボフルラン	0.63
亜酸化窒素	0.47
デスフルラン	0.43

　吸入麻酔薬の肺胞内濃度を速く上げる（高濃度を吸入する）と、麻酔の導入が速い。肺胞内濃度を上昇させる要因については、肺胞内濃度のINPUT と OUTPUT を考えればよい（**図4-6**）。肺胞内への INPUT を上げる方法としては、①麻酔器への新鮮ガス流量（flesh gas flow：FGF）を上げる、②分時換気量（minutes volume：MV）を上げる、③吸入麻酔薬濃度を上げる3つの方法がある。

●MACは使えるか？

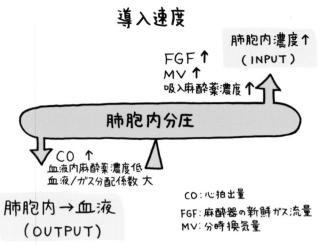

図4-6　吸入麻酔導入速度IN OUT

　OUTPUTに関しては、心拍出量が多いと血液への移行が増え、肺胞内濃度は上がらない。血液／ガス分配係数の大きい麻酔薬は血液に溶け込みやすいので、肺胞内濃度が上がりにくい。血液中の吸入麻酔薬濃度が低い場合（麻酔のかけ始めなど）は、血液中に移行しやすくなるので肺胞内濃度が上がりにくい。INPUTを増やしOUTPUTが少なくなるような状態にすれば、肺胞内濃度が素早く上昇するため、血液内濃度と平衡に達しやすい。これが、吸入麻酔の導入を速くする方法である。

参考文献

1)　Eger EI 2nd, Saidman LJ, Brandstater B. Minimum alveolar anesthetic concentration: a standard of anesthetic potency. Anesthesiology 1965;26:756-63.
2)　Rampil IJ, Mason P, Singh H. Anesthetic potency (MAC) is independent of forbrain structures in the rat. Anesthesiology 1993;78:707-12.
3)　Katoh T, Kobayashi S, Suzuki A, et al. The effect of fentanyl on sevoflurane requirements for somatic and sympathetic responses to surgical incision. Anesthesiology 1999;90:398-405.
4)　Katoh T, Ikeda K. The effects of fentanyl on sevoflurane requirements for loss of consciousness and skin incision. Anesthesiology 1998;88:18-24.
5)　Liang C, Chen J, Gu W, et al. Chronic alcoholism increases the induction dose of propofol. Acta Anaesthesiol Scand 2011;55:1113-7.
6)　日本麻酔科学会会員，日本手術看護学会会員，日本病院薬剤師会会員，他．日本麻酔科学会・周術期管理チームプロジェクト編．周術期管理チームテキスト（第2版）．神戸：日本麻酔科学会；2011.
7)　Eger EI 2nd. Age, minimum alveolar anesthetic concentration, and minimum alveolar anesthetic concentration-awake. Anesth Analg 2001;93:947-53.

164

鎮痛と鎮静は
相乗作用

鎮痛と鎮静は相乗作用

バランス麻酔が主流の現在、鎮静薬“単独”で全身麻酔を行うことは、稀である。筋弛緩薬は別として、鎮静薬と鎮痛薬はあわせて使う。つまり、鎮静薬単独ではなく、鎮静薬と鎮痛薬をあわせた時の麻酔作用を考えるべきである。

結論から言えば、**鎮痛薬と鎮静薬をあわせて使えば、相乗作用となる。鎮静薬は鎮痛薬の作用を増強し、鎮痛薬は鎮静薬を増強**する。すなわち、お互いに少ない量で麻酔を行うことが可能になるのだ。

鎮静薬としてのセボフルランと（オピオイド）鎮痛薬であるフェンタニルをあわせて使ったときの研究[1]がある。**図4-7**の縦軸はセボフルランの呼気終末の濃度（％）、横軸にはフェンタニルの血中濃度（ng/mL）である。**セボフルランは、平衡に達して十分に時間が経っていれば、呼気中の濃度＝血中濃度＝脳内濃度であり、フェンタニルも同様に、十分に時間が経っていれば、血中濃度＝脳内濃度**と考えられる。その条件でのMAC-BAR を見て欲しい。

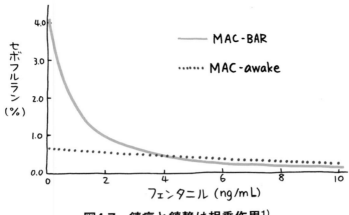

図4-7　鎮痛と鎮静は相乗作用[1]

　MAC-BAR（blocking of adrenergic and cardiac vascular responses）は50％の人が皮膚切開に際し交感神経反応（血圧または心拍数の15％以上の増加）が起こらない肺胞濃度である。

　フェンタニルが0〜2ng/mL の範囲では、急激にセボフルランの必要肺胞濃度は少なくなり、MAC-BAR のグラフは下に凸になっている。これは、セボフルランとフェンタニルは相乗的に作用することを意味している（**図4-8**）。

　一方、MAC-awake は直線となっており、セボフルランとフェンタニルは、相加的に作用することを示している。**MAC-BAR は手術刺激を与えたときの生体の交感神経反応を示し、MAC-awake は手術刺激を加えないときに覚醒しているかどうか**（麻酔からの覚醒に際し、50％のヒトが言葉による簡単な指示命令に応答できる時の肺胞内濃度）を示している（**表4-4**）。

　MAC-BAR から言えることは、少しでもフェンタニル（鎮痛薬）が入れば、手術刺激には対応しやすいということである。フェンタニルが全く入っていないとき（0ng/mL）には、セボフルランは、50％のヒトが交感神経反応を起こさないためには4.0％以上が必要である。しかし、フェンタニルが2ng/mL 入っている状態ではセボフルラン1％程度で、半数の人が交感神経反応を引き起こさない。

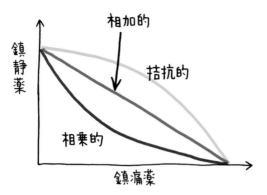

図4-8　薬物相互作用

2種類以上の薬物を同時に与薬する際に、一方の薬物が他方の薬物に及ぼす影響.
相加的：単独の効果の和と同じ作用 X＋Y.
相乗的：単独の効果の和よりも強い作用 XY.
拮抗的：単独の効果の和よりも減弱される作用.

表4-4　MACの種類

MAC
50％のヒトが、皮膚切開時に体動が認められない肺胞内麻酔薬濃度

MAC-awake
50％のヒトが、麻酔覚醒時に言葉による簡単な指示命令に応答できる

MAC-BAR
50％のヒトが、皮膚切開に際し、交感神経反応を示さない
（血圧または心拍数の15％以上の増加をきたさない）

　ここで、セボフルラン単独で行った場合について、MAC、MAC-awake、MAC-BAR を比較してみると MAC-awake ＜＜ MAC ＜＜ MAC-BAR である（**表4-5**）。MAC-BAR ほどの濃度のセボフルランを入れていれば、体動を起こさない、覚醒しないことは当たり前である。

　フェンタニルを十分に入れてみる、例えば10ng/mL だと、どうだろうか？　**図4-7を見ると、あっと驚く状況**になっているとお気づきだろうか。**MAC-BAR ＞ MAC-awake ＞ MAC** なのである。順位が逆転しているどころか、ほとんど差がないのである。交感神経反応がないからといって、

表4-5　MAC、MAC-awake、MAC-BAR

	MAC(%)	MAC-awake(%)	MAC-awake	MAC-BAR
デスフルラン	6	2.42	0.33MAC	1.45MAC
セボフルラン	1.71	0.63	0.33MAC	2.24MAC
イソフルラン	1.12	0.39	0.33MAC	1.3MAC
笑気	105	71	0.7MAC	―

MAC-awake < MAC < MAC-BAR

覚醒していないとは限らないのである。フェンタニルに限らず鎮痛薬(オピオイド)を十分に使う状況になると、血圧や脈拍の変動がないからといって、意識がないとは限らない。つまり、体動がないからといって意識がないとは限らないのだ。

　もう1つ、考えておくことがある。このMACやMAC-BARに使われた刺激は皮膚切開刺激だが、もっと強い手術侵襲(手術刺激)であれば、フェンタニルやセボフルランの必要濃度は上昇する。MACやMAC-BARの曲線はもっと右上方にシフトする。MAC-awakeに関しては、手術刺激を与えないときのものであるので、手術刺激が加わっているときには、MACやMAC-BARのように相乗作用(下に凸)となり、さらに高い濃度が必要になると想像できる。

　実際の臨床では手術侵襲が異なるため、これまでのグラフを利用できないのに、何のために解説してきたのだろうか。心配はご無用である。
　バランス麻酔においては、筋弛緩薬で体動を抑制する。筋弛緩モニターで筋弛緩の程度を把握し、血圧や脈拍が変動しないように、鎮痛薬と鎮静薬を調節し、脳波で手術中に覚醒していないことを確認すればよい。**図4-7の曲線は、最低でもこれぐらいは必要だろうということ(薬物の投**

与目安の最低ライン)である。実際には、手術侵襲の程度や患者の状態(年齢や麻酔薬に対する感受性)によって左右されるので、鎮痛(交感神経系の反応や脳波モニターで)、鎮静(脳波モニター)、筋弛緩(筋弛緩モニター)を活用して、その時々に逐次対応していく。**バランス麻酔は、昔の麻酔とは異なり、血圧や脈拍のみを指標に調節できるシロモノではない。**

鎮静と鎮静は相加作用

吸入麻酔薬(A)と吸入麻酔薬(B)を使用した場合、その作用は相乗的ではなく、相加的[2]である。つまり、**吸入麻酔薬(A)の MAC と吸入麻酔薬(B)の MAC は足し算できる**。例えば、0.5MAC のセボフルランに0.5MAC のデスフルランを加えると1MAC の吸入麻酔薬の麻酔効果となる。これは、同時に投与することは通常不可能であるため、吸入麻酔薬の乗り替えの時に役立つ知識である(**表4-6**)。

では、セボフルランとプロポフォールのように吸入麻酔薬と静脈麻酔薬(鎮静薬)の関係はどうなのだろうか。BIS モニターを装着して、セボフルランとプロポフォールを併用したときの作用を見た研究[3]によると、呼気終末のセボフルラン濃度(%)とプロポフォールの効果部位濃度(計算上)は、直線上に乗るので、相加的であるらしい。実際には、**呼気濃度セ**

表4-6　MAC の意味

	意　味
0.33MAC	MAC-awake
0.7MAC	術中覚醒の発生頻度低下
1.3MAC	ED95(95%体動抑制)
1.3〜2.2MAC	MAC-BAR
2MAC	EEG活動の静止

MAC-BARは麻酔薬により異なる。

169

ボフルラン（％）＝0.43×プロポフォール（μg/mL）という関係が成り立つ[4, 5]ということである。**3μg/mL（効果部位濃度）のプロポフォールの作用は1.29％のセボフルランに相当する**。3μg/mLのプロポフォールと同じ効果を得るには、1.5μg/mLのプロポフォールと0.65％セボフルランを加えるということである。

参考文献

1) Katoh T, Kobayashi S, Suzuki A, et al. The effect of fentanyl on sevoflurane requirements for somatic and sympathetic responses to surgical incision. Anesthesiology 1999;90:398-405.

2) Murray DJ, Mehta MP, Forbes RB. The additive contribution of nitrous oxide to isoflurane MAC in infants and children. Anesthesiology 1991;75:186-90.

3) Diz JC, Del Río R, Lamas A, et al. Analysis of pharmacodynamic interaction of sevoflurane and propofol on Bispectral Index during general anaesthesia using a response surface model. Br J Anaesth 2010;104:733-9.

4) Harris RS, Lazar O, Johansen JW, et al. Interaction of propofol and sevoflurane on loss of consciousness and movement to skin incision during general anesthesia. Anesthesiology 2006;104:1170-5.

5) Schumacher PM, Dossche J, Mortier EP, et al. Response surface modeling of the interaction between propofol and sevoflurane. Anesthesiology 2009;111:790-804.

麻酔薬は進化する
─管理上の注意点は何か

全身麻酔に使用する薬剤

　現在では、吸入麻酔薬"単独"の麻酔は、ほとんど行われない。バランス麻酔(p.41)を行う現在においては、「吸入麻酔」と言っても、吸入麻酔薬単独ではなくオピオイド鎮痛薬や筋弛緩薬も使用して行うのが常道である。

　「吸入麻酔」で行うというのは、意識がない状態を作るために吸入麻酔薬を使用したということである。「静脈麻酔」で行うというのは、意識がない状態を作るために静脈麻酔薬を使用したということである。

　また、吸入麻酔薬の中で亜酸化窒素(笑気)は鎮静薬ではなく、鎮痛薬として併用される〔50％以上では鎮静作用もある(p.158参照)〕。したがって、**意識をとるために吸入麻酔薬を併用すれば「吸入麻酔」という分類になる**。

　吸入麻酔に対して、静脈麻酔で行うことを全静脈麻酔(total intravenous anesthesia：TIVA)と強調して呼ぶことがある。なお、筋弛緩薬に関しては、使用の有無を表現する言葉はない。

　問題は、どの組み合わせで麻酔を組み立てるかである。現在のように、鎮痛薬にレミフェンタニル、鎮静薬にプロポフォール、筋弛緩薬にロクロニウムというスタイルで、ずっと前から行われてきたのではないのである。

　わが国の麻酔薬発売の歴史を見てみると**1950年頃から20年おきに新たな薬剤が発売されている**ことが分かる（**図4-9**）。

　1972年のフェンタニルが発売されるまでは、吸入麻酔と筋弛緩薬の組み合わせでしか、麻酔を組み立てられなかったが、1970年代になるとフェンタニルや、エンフルラン、パンクロニウムなど麻酔の3要素を別々に行うための薬剤のバリエーションが増えた。

　1990年前後には、セボフルランが発売された。セボフルランは、ハロセンやエンフルランに比べて MAC が高く、従来の吸入麻酔薬に比較すると力価が弱いので、フェンタニルなどの鎮痛薬を併せて使う必要があった。そのため、否が応でもバランス麻酔を意識しないと麻酔の維持がうまくいかなくなった。

　1995年のプロポフォール発売で TIVA を行うようになると、バランス麻酔は当然であり、オピオイドを併用するのが日常的になった。また、体動を抑制するためには筋弛緩薬の併用が大切であることを実感させられた。この頃から、バランス麻酔は全国で広く行われるようになったと考えられる。

　2007年のレミフェンタニルの発売により、麻酔維持中の鎮痛は間欠投与ではなく持続投与で行うようになった。2010年にはロクロニウムの特異的な拮抗薬であるスガマデクスが発売され、筋弛緩の ON-OFF を比較的自由にコントロールできるようになった。筋弛緩薬は、手術中の体動を防止するのには非常に有効な手段であるため、ロクロニウムが積極的に使用される機会が増えた。

　ロクロニウムの繰り返し（場合により持続）投与とレミフェンタニルの持続投与が加わるため、筋弛緩モニターや術中の脳波モニターがなければ、麻酔の3要素の薬剤調節は難しい。血圧や脈拍だけで覚醒しているかどうかを判断することは難しい（p.176参照）時代に突入したのである。

　また、吸入麻酔薬単独の時代と違って、体動を抑制するほどの吸入麻酔薬濃度で使用しないため、術中には筋弛緩薬を併用することが多くなった。

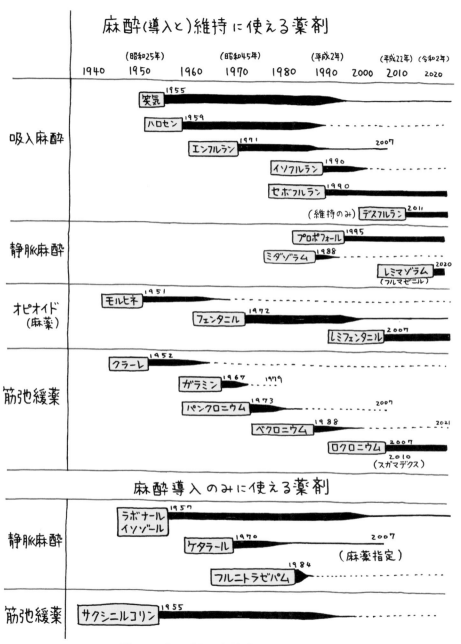

図4-9　わが国の麻酔薬発売の歴史

173

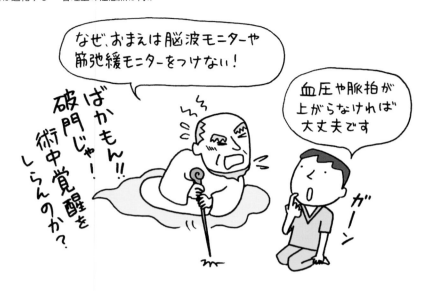

　1950年代〜1990年頃までハロセン（エンフルラン）と笑気を用いた麻酔が主流の時代には、筋弛緩薬に頼らずに深い麻酔をかけておけば体動することも術中に覚醒する心配もなかった。しかし、この時代でも、筋弛緩薬を併用して吸入麻酔薬濃度を低めに維持する方法では、術中覚醒が起きていた（世界初の術中覚醒の症例報告）[1]。

　この報告では、46歳女性の長時間の開腹手術（膵臓の亜全摘）を少量の麻酔薬と深い筋弛緩で行ったら、術後3日目に患者が術中に起きていたことが判明した。筋弛緩薬は1940年代頃より全身麻酔に用いられるようになったが、当時は、脳波モニターがなかったため、術中覚醒の効果判定は麻酔を覚醒させた後にしか行えなかったようである。体動がないのは、麻酔が深いからではなく筋弛緩薬の効果であったのだ。

麻酔モニターのガイドライン

　麻酔モニターのガイドラインとして、日本麻酔科学会の「安全な麻酔のためのモニター指針」がある（**表4-7**）[2]。

表4-7 安全な麻酔のためのモニター指針[2]

[前文]麻酔中の患者の安全を維持確保するために、日本麻酔科学会は下記の指針が採用されることを勧告する。この指針は全身麻酔、硬膜外麻酔及び脊髄くも膜下麻酔を行うとき適用される。

[麻酔中のモニター指針]

1　現場に麻酔を担当する医師が居て、絶え間なく看視すること。

2　酸素化のチェックについて
　　皮膚、粘膜、血液の色などを看視すること。
　　パルスオキシメータを装着すること。

3　換気のチェックについて
　　胸郭や呼吸バッグの動き及び呼吸音を監視すること。
　　全身麻酔ではカプノメータを装着すること。
　　換気量モニターを適宜使用することが望ましい。

4　循環のチェックについて
　　心音、動脈の触診、動脈波形または脈波の何れか一つを監視すること。
　　心電図モニターを用いること。
　　血圧測定を行うこと。
　　原則として5分間隔で測定し、必要ならば頻回に測定すること。観血式血圧測定は必要に応じて行う。

5　体温のチェックについて
　　体温測定を行うこと。

6　筋弛緩のチェックについて
　　筋弛緩薬および拮抗薬を使用する際には筋弛緩状態をモニタリングすること。

7　脳波モニターの装着について
　　脳波モニターは必要に応じて装着すること。

【注意】全身麻酔器使用時は日本麻酔科学会作成の始業点検指針に従って始業点検を実施すること。

1993.4　作成
1997.5　改訂
2009.1　改訂
2014.7　改訂
2019.3　改訂

　このガイドラインでは、**現場に麻酔を担当する医師がいて、絶え間なく看視すること**が重要視されている。

　その条件下において、**装着すべきは2種類のモニター**である。1つは、**生命を保障するためのモニター**である。もう1つは、**麻酔効果を判断するモニター**である。生命を保障するモニターとしては、呼吸（酸素化－パル

スオキシメータ、換気－カプノメータ）、循環（心電図、血圧計－連続で
なければ5分間隔以下、波形や脈の連続モニター）、体温である。麻酔効
果のモニターとして、筋弛緩モニター（筋弛緩薬および拮抗薬使用時）と
脳波モニター（連続モニター）の装着が推奨されている。

脳波モニター、筋弛緩モニターはセットメニュー

脳波モニター

　麻酔中の意識に関しては、脈拍や血圧を監視するだけではわからない。
そんなことは、火を見るより明らかである。ではどうすればよいのか？

　現在の常識では、BIS（bispectral index）モニターなどの脳波波形パター
ンでしか眠っているかどうかはわからない。つまり**BIS値を過信すると
判断を誤るのであくまでもBISモニター脳波波形を見るべき**である。

　脳波は錐体細胞の活動電位を捉えている。覚醒している時には錐体細
胞は、それぞれの細胞がバラバラに活動をしている（同期していない）た
め、波形を重ね合わせても、**背の低い幅の狭い波が横に並んでいる**のであ
るが、ノンレム睡眠の第2相くらいのレベルになる**（睡眠が深くなる）と、
錐体細胞の興奮は同期してくるため、バラバラな細胞の活動を重ね合わせ
ると、背の高いゆっくりした波形のかたまり（睡眠紡錘波）が記録されるの
である。さらに眠りが深くなれば、個々の細胞の活動が抑制される**ため、
活動電位が非常に低くなり平坦になる。平坦な波はいくら重ね合わせても
平坦である（**図4-10**）。

　睡眠紡錘波が確認できれば、眠っているということになる。讃岐塾で
は、**睡眠紡錘波を「にょろにょろ」（ムーミン谷の住人）と呼び重要視**して
いる[※1]。

　**睡眠紡錘波は、自然睡眠でも麻酔でも出現する。吸入麻酔薬の方がプ
ロポフォールより派手なにょろにょろが出現する**（**図4-11**）[3]。

　老婆心ながら、紡錘波は、**ゆっくりした波の紡錘形[※2]のかたまり**のこ
とである。

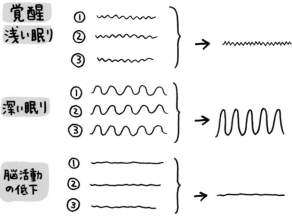

図4-10　脳波の成り立ち

　BISモニターは、波形を解析して2分間の傾向を数値表示する仕組みを備えている。これがBIS値である（**図4-12**）。BIS値は、**表4-8**に示すような意味を持っているが、BIS値の根拠となるのは波形である。

　BIS値と脳波の関係については、**表4-8**の通りだが、常にここに挙げたような典型的な波形が表示されるわけではない（**図4-13**）[4]。瞬きによる

※1　spindle（紡錘波）【通称】にょろにょろ

　　　睡眠の第二段階（Stage-2）を決定付ける律動波。周波数12〜14Hz、持続時間は0.5〜2sec。睡眠が深くなると少し遅い（10〜12Hz）spindleが前頭部に出現する。

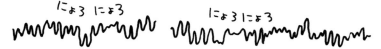

※2　紡錘波

　　　　　このような波の小−大−小というゆっくりした波のかたまり。

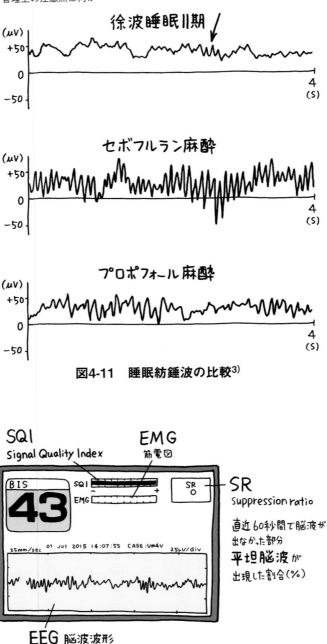

図4-11　睡眠紡錘波の比較[3]

図4-12　BISモニター（BIS値、SR、EEG、EMG）

表4-8　BIS値の意味

BIS値	状　態
100	完全覚醒
80〜90	覚醒の可能性あり
70〜80	強い侵害刺激に反応
60〜70	浅麻酔、健忘
40〜60	中等度麻酔、意識なし
<40	深い麻酔状態
0	平坦脳波

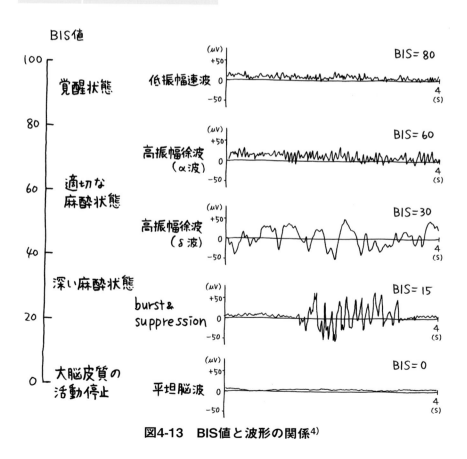

図4-13　BIS値と波形の関係[4)]

アーチファクトや手術室の様々なノイズが、BIS値を狂わせる。また、同じBIS＝25でも意味が異なる例がparadoxical arousalである（**図4-14**）。BIS値は低いが、麻酔は浅い。

ここで、**図4-12**に示すBISモニターの各パラメータの意味を説明しておこう。

EMG（electromyograph）のバーが右に振れていれば筋電図の混入を示す。

SQI（signal quality index）という信号がうまくとれているかどうかの指標は、（＋）にめいっぱい振れていれば、良好な信号がとれているが、（－）側に振れるとBIS値に信頼性がなくなる。

SR（suppression ratio）というのは、直近60秒間で脳波が出なかった部分、すなわち平坦脳波が出現した割合（％）を表している。このSRは、全身麻酔レベルでは出ない（0％）ことが通常である。**SRが出現している場合には、麻酔（鎮静レベル）が深すぎるか、脳波活動が抑制される原因として脳が虚血になっている可能性を考えるべきである**（図4-15）。

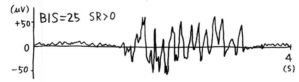

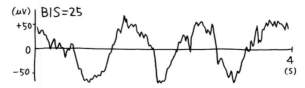

図4-14　同じBIS＝25でも意味が違う

ここでは BIS の例を挙げたが、わが国で入手可能な脳波モニターは、GE 社のエントロピー® やマシモ社の SEDLINE® がある[4]。こちらも波形を見ることで、同様に使用が可能である。**「麻酔するなら波形見ろ」**である。

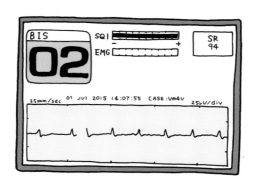

図4-15　事実上BIS＝0

BIS が限りなく低い…事実上 0 だが、心電図が混入しているため 94 と表示されている[5]。
脳波が平坦な時には、多くの場合心電図の混入がみられる。

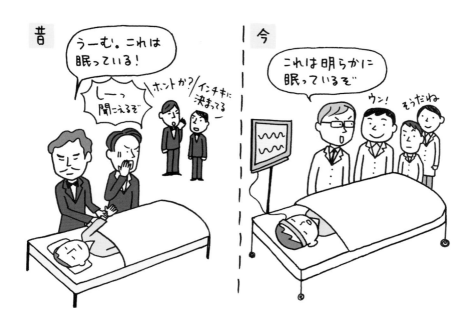

筋弛緩モニター

　手術中の体動が問題になる症例においては、どうしても筋弛緩薬を併用せざるを得ない。全身麻酔の3要素から考えても、不動化は重要である。

　全身麻酔中に、痛みがなく、意識がない状態であれば、**おそらく体動しない**が、「絶対動かないか？」と言われると、その保障はない。特に、顕微鏡手術や内視鏡手術では、体動は危険である。

　体動を抑えるには、筋弛緩薬の投与で行うことが確実である。筋弛緩薬の使用は、**保険**である。また、全身麻酔中に脳波モニターを装着している場合、筋弛緩薬の効果が切れてくると、筋電図が混入し脳波がうまく検出できなくなることがある。その場合も、筋弛緩薬の追加投与は有効である。

　筋弛緩薬の効果を見るためには、筋弛緩モニターを使って尺骨神経を刺激し、長母指内転筋が動くのを加速度や筋電図により確認する。長母指内転筋は尺骨神経支配である。**麻酔で使う筋弛緩薬は、神経筋接合部に作用**するため神経を刺激して筋肉が動くのを確認することで、筋弛緩の効き具合が分かるのである。

　ただし、筋弛緩薬の効果発現が患者が覚醒している時に現れると金縛りになり、**心的外傷後ストレス障害（post traumatic stress disorder：PTSD）**などの危険性がある（「術中覚醒」p.186参照）。**患者が覚醒している時には、筋弛緩薬は確実に効果が減弱していて金縛りを感じさせないようにする必要がある。確実に意識がないと判定できる時には、全く動かないほど筋弛緩薬が効いていても問題はない。**

　そういった意味で、讃岐塾では筋弛緩薬を使用するような全身麻酔では、**筋弛緩モニターと脳波モニターはセット**で使用すべきと教育している。**現代の麻酔は情報戦**であるため、刻々と変化する麻酔の効果の判定もきっちり行わなければならないのだ。

　筋弛緩モニターの基本モードはTOF（train of four）であるが、もっと確実に体動を抑えたい場合にはPTC（post tetanic count）モードを併用し

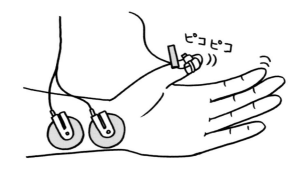

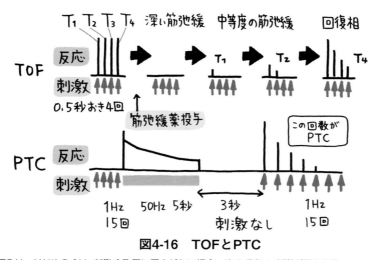

図4-16　TOFとPTC

PTCは、はじめの1Hz刺激15回に反応がない場合、次の50Hz刺激が行われる。

て、深い筋弛緩状態をモニタリングする必要がある。

　TOFやPTCは、刺激モードの違いであり、同じモニターで両方を調べられる（**図4-16**）。TOFは2秒間に4回（0.5秒に1回）刺激するものであり、親指に付けたセンサーが、刺激に何回反応したかを見るTOFカウント（回数）と、T_1（第1刺激の反応）とT_4（第4刺激の反応）の高さの比（T_4/T_1）を見るTOF％がある。TOF％はT_1を1とした時T_4がどの程度の反応かを見るものである。

　TOF％はT_4の反応がない時には表示されない。筋弛緩の効果が、切れ

てくる時には T_1、T_1+T_2、$T_1+T_2+T_3$、$T_1+T_2+T_3+T_4$ のように TOF カウントは0から4と増加する。T_4 まで出てはじめて TOF％ が表示される。

TOF カウントが0であっても、横隔膜は動く可能性がある。もっと深い筋弛緩（強力な保険）が欲しい（絶対に動かしたくない場面）時には、PTC モードを使って筋弛緩を評価する。TOF が0でも評価を諦めることはない。

PTC は、PTC ボタンを押せば表示されるのであるが、なぜ TOF で反応しないモノが計測できるのだろうか？

それは PTC の刺激方法を考えてみればわかることである。PTC は、はじめに5秒間50Hz のテタヌス刺激（非常に頻度の高い刺激：起きている人にやると耐えられないほど痛い）を与えることによって、神経筋接合部にアセチルコリン（神経伝達物質）が放出される。3秒間刺激を休んで、そのあとに、1秒ごとに15回刺激を与える（twitch）と筋肉は反応する。テタヌス刺激のような強い刺激であらかじめアセチルコリンを出しておけば、twitch に反応しやすくなる。いわゆるドーピングのようなものである。

テタヌス刺激に引き続いて行われる15回のうち何回反応したかを見ることによって、あとどのくらいで TOF モードでの T_1 が出現するかがわかる[6]。この時の反応回数を PTC というのである。

PTC が1であれば、10分以内に TOF の T_1 が出現する。PTC が5なら3～4分で、PTC が7ならまもなく T_1 が出現する（**図4-17**）。

手術中には、様々な筋弛緩の段階になるように筋弛緩薬の投与をコントロールする必要がある。そういった意味でも、どの程度、筋弛緩薬が効いているかを把握することが必要であろう（**図4-18**）。

麻酔を導入してから麻酔を覚醒させるまでの間に、筋弛緩状態を把握できるのは筋弛緩モニターしかない。どんなに優れた麻酔科医の五感であっても、患者の手を握ってみたところで筋弛緩の程度は知りようがない。

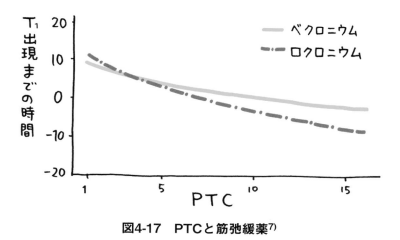

図4-17　PTCと筋弛緩薬[7]

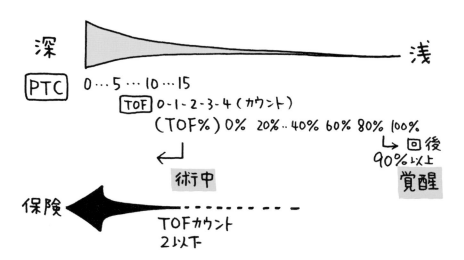

図4-18　筋弛緩の程度と手術時の筋弛緩薬投与目安

術中覚醒

　術中覚醒とは、全身麻酔であるにもかかわらず、手術中に覚醒している状態を呼ぶ。特に、後からその様子が思い出される(記憶している)状態である。発生頻度は 0.2 ％程度[6]であるが、術中覚醒記憶の経験者は高率に PTSD に陥ることが知られている。

　術中覚醒は、理由はどうあれ、麻酔薬不足により引き起こされる。成因としては、①浅麻酔、②麻酔必要量の増加、③薬剤の投与ミス・機器トラブルが考えられている。

　①は、浅麻酔でせざるを得ない全身状態である場合や、浅麻酔に麻酔科医が気づいていない場合がある。②は、手術侵襲が増大した場合、心拍出量が増加したり代謝が亢進した場合である。③は、薬剤ルートの漏れやはずれ、薬液の希釈ミス、機器の設定ミスなどを含む。③は、①②の場合とは異なり、その場で気づけない可能性がある。

　これらを考えると、投与濃度や速度、ルートの監視だけでは防ぎ得ない。患者に投与する麻酔薬がどの程度入っていくかをモニタリングするのを INPUT のモニターとすると、**麻酔薬に対する生体側の反応(麻酔薬の効果)、すなわち OUTPUT をモニタリングする必要がある**(表4-9)。また、術中覚醒のハイリスク症例(**表4-10**)が知られており、術中覚醒の発生頻度は1.5％程度[7]であるため、特に注意を要する。

　吸入麻酔薬では、呼気終末麻酔薬濃度(end-tidal anesthetic-agent concentration：EtAC)の測定値を見ることで、術中覚醒の可能性を減らすことができる。0.33MAC では、被験者の半分は口頭命令に正しく従うことができない[9]。0.7MAC 以上で維持すれば、術中覚醒の発生頻度を低下させることができる[10]ことが知られている。ただし、15分程度、吸入麻酔の吸気濃度を上げ下げしない状態(脳内濃度と EtAC が平衡に達した状態)での話である。

　また、静脈麻酔では予測値ではあるがディプリバン® の効果部位濃度

表4-9　INPUTとOUTPUTのモニタリング

	INPUT	OUTPUT
吸入麻酔薬	EtAC	脳波 血圧脈拍
静脈麻酔薬	シリンジポンプ動作 予測血中濃度 （効果部位濃度）	脳波 血圧脈拍

EtAC：呼気終末麻酔薬濃度

表4-10　術中覚醒のハイリスク症例

ASA の high class PS IV-V（特に外傷症例）

帝王切開など産科麻酔

心臓外科麻酔

頭頸部手術麻酔（特に耳領域）

Rapid sequence induction　迅速導入（いわゆる「クラッシュ導入」）

薬物（ベンゾジアゼピン、麻薬、アンフェタミンなど）の長期使用

嗜好性（喫煙、アルコール）

若年者

術中覚醒の既往、挿管困難の既往

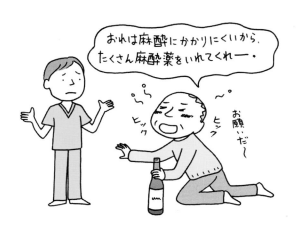

（TCI ポンプ に表示される）が指標となる。また、明らかにシリンジポンプが止まっていないこと、体重の入力ミスなどで過少投与を起こしていないこと、点滴漏れや床に薬液が落ちていないかに注意する。それに加えて、OUTPUT のモニタリングが大切である。

「痛くなければ、PTSD にはならない」と堂々と言っている麻酔科医がいるが、筆者はそうは思わない。**筋弛緩薬が十分に効いた状況で術中覚醒していれば、金縛り**となる。Sandin ら[11] は、術中覚醒を経験した患者で、筋弛緩薬のために動くことのできなかった症例で恐怖体験が強く、術後に精神症状の遷延を認めている。

これらのことを考えると、**手術中は意識がなく健在記憶のない状態を維持**すべきであることは明らかである。**「痛みがなければ覚醒していても大丈夫」という考えは、筋弛緩薬で動けない場合には誤り**である。

麻酔器の構造と低流量麻酔

全身麻酔を行うためには麻酔器を使用する。この構造が分かっていないと、麻酔がおぼつかない。麻酔科医たるもの麻酔器の構造がフリーハンドで描けるべし。麻酔科医療にかかわる者は、麻酔器がどんなモノか知っておいて損はない。

さて、「麻酔器の構造を描いてみよ」といきなり言われて、描けるだろうか。描ければ、この項は役には立たない。描けなければフリーハンドで構造を簡約化して描けるようになるまで、じっくりこの項を読み込む必要がある。

麻酔器は閉鎖式の呼吸回路を持っている（**図4-19**）。閉鎖式というところが、一般の人工呼吸器と異なるところである（**図4-20**）。**麻酔器は閉鎖式（半閉鎖式）回路が基本であり、呼気を再利用してもう1度、吸気として利用する（再呼吸回路）。その際に呼気の CO_2 を除去するための装置（カ**

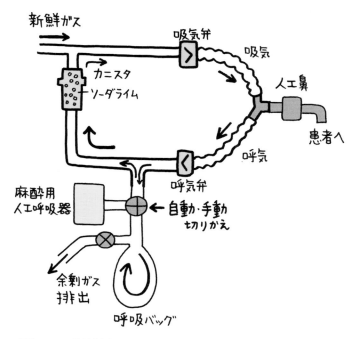

新鮮ガス

吸気弁

吸気

人工鼻

カニスタ
ソーダライム

患者へ

麻酔用
人工呼吸器

呼気

呼気弁

自動・手動
切りかえ

余剰ガス
排出

呼吸バッグ

図4-19　閉鎖循環式麻酔器の構造（閉鎖循環式麻酔器）

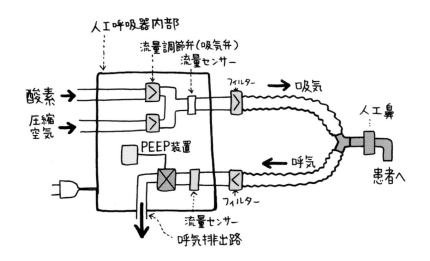

人工呼吸器内部

流量調節弁（吸気弁）
流量センサー

フィルター

吸気

酸素

圧縮
空気

人工鼻

PEEP装置

呼気

患者へ

フィルター

流量センサー

呼気排出路

図4-20　人工呼吸器の構造

ニスタ：ソーダライムが入った筒）を通して CO_2 を除去する。CO_2 を除去すれば、O_2 が5％程度減る。そのため、CO_2 を除去した後の再呼吸のガスに、別ルートで**新鮮ガス**を補う必要がある。この新鮮ガス流量をトータルフローと呼ぶ。この閉鎖回路部分をシステムボリュームと呼び、現在の麻酔器では、通常3L以下である。

　一方、人工呼吸器では、吸気と呼気は独立しており、呼気をもう一度再利用して吸気にするためのシステム（カニスタとソーダライム）がない。呼気はすべて捨ててしまうのだ。

コラム：低流量麻酔とトータルフロー

　低流量麻酔というのは、新鮮ガス流量が低流量[12]**という**意味である。定義からいえば500〜1,000mLの新鮮ガス流量を呼ぶ。なぜ、低流量麻酔を行うかといえば、吸入麻酔薬（デスフルランなど）を捨てるのがもったいないので、循環させて使いたいからである。

　吸入麻酔薬は生体内でほとんど代謝されず、肺から投与されて肺に返ってくる。そこで、吸入麻酔薬を循環させて使うために考え出されたのが、呼気の CO_2 を吸着して吸気に戻す方法（閉鎖循環式麻酔器）である。そのため、回路は循環させる部分と新鮮ガスを追加・補充する部分に分かれている。この**追加補充する新鮮ガスの流量をトータルフローと呼び、この流量が少ない（500〜1,000mL/分）ものを低流量麻酔**という。新鮮ガスを補わなければならない理由は、O_2 が消費されて CO_2 になるため、補わなければいつか O_2 が使い尽くされ、低酸素血症になることと、循環するガスが目減りしてしまうためである。昔は、トータルフロー6L/分程度で行っていた。吸入麻酔薬はトータルフローが多ければ多いほど消費が多い。同じ吸入麻酔濃度（％）であっても、トータルフロー6L/分と0.6L/分では消費量は10倍違う。

　低流量麻酔では、麻酔薬が閉鎖循環する量が多いため、カニスターを通過する量が多く、CO_2 を吸着するソーダライムの消費が激しい。吸気と呼気の酸素濃度や分時換気量（1回換気量）を常時モニターする必要がある。閉鎖回路のガスのリーク量が多い場合は、低流量では追いつかない可能性があるため、仕業点検を怠らないことが大切である。

　吸入麻酔薬濃度の設定を上下させる時、低流量のままでは追随性が悪い。

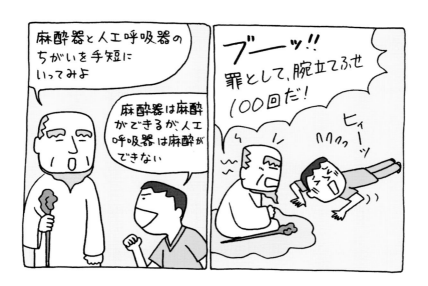

口もとのガスモニターで、呼気と吸気の吸入麻酔薬濃度（EtACとFiAC）、CO_2（$EtCO_2$と$FiCO_2$）を測定するなどのガスモニタリングを充実させる必要がある。

　笑えない話だが、**トータルフローを回路内のボリュームと勘違いしている人を散見する**。「トータルフローが0.5L/分だから、CO_2が溜るんだ！」などと騒いではいけない。トータルフローは、新鮮ガス流量のことで、閉鎖循環式であるので回路内ボリュームが目減りしない限り、また、分時換気量が保たれている限り、CO_2が蓄積しない。トータルフローを回路内ボリュームと勘違いするのは恥ずかしい。

低流量麻酔の定義

Metabolic flow	～250mL/分
Minimal flow	250～500mL/分
<u>Low flow</u>	<u>500～1,000mL/分</u>
Medium flow	1～2L/分
High flow	2～4L/分
<u>Open</u>	<u>4L/分～</u>

電気、ガス、水道?

　引越の準備か?　そうではない。この、「電気、ガス、水道」というのは、患者につながっているモニターのコード、人工呼吸器の蛇管、輸液ルートである。それがどうしたと思われるかもしれないが、讃岐塾では、その順番を表す言葉である。**下から順に電気、ガス、水道**である。すなわち、輸液ルートの上に呼吸回路の蛇管やモニターのライン(コード)がのっていると、重みで輸液ルートに荷重がかかる。蛇管の上にモニターのラインがのっていると、気管挿管チューブに荷重がかかるのである。交叉していようとこの順番に階層化されていれば、輸液ルートや気道に危険が及びにくいだろう。危険の芽を摘む上でも、**下から「電気、ガス、水道」**を励行しよう。

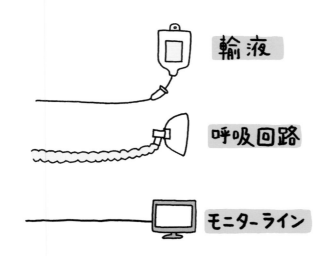

輸液

呼吸回路

モニターライン

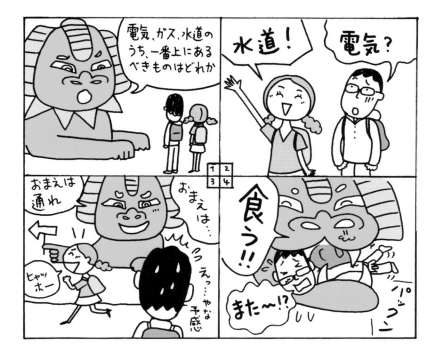

参考文献

1) Winterbottom EH: Insufficient anaesthesia. BMJ 1950;28;247.
2) 日本麻酔科学会．安全な麻酔のためのモニター指針 第4回 改訂．2019.
3) 萩平　哲．脳波からみた麻酔深度．臨麻 2007;31（増）:325-38.
4) 山中寛男，上山博史，萩平　哲．麻酔脳波モニターを理解しよう：第2回 BIS モニターの原理と
   限界．LiSA 2005;12:1168.
5) 渋谷欣一，小松　徹 編．バランス麻酔　最近の進歩．東京；克誠堂：2000. p.85.
6) 讃岐美智義．第3章 術中管理，麻酔科研修チェックノート 改訂第7版．東京；羊土社：2015.
7) El-Orbany MI, Joseph NJ, Salem MR. The relationship of posttetanic count and train-of-four
   responses during recovery from intense cisatracurium-induced neuromuscular blockade. Anesth
   Analg 2003;97:80-4.
8) Avidan MS, Mashour GA. Prevention of intraoperative awareness with explicit recall: making
   sense of the evidence. Anesthesiology 2013;118:449-56.
9) Eger EI 2nd. Age, minimum alveolar anesthetic concentration, and minimum alveolar
   anesthetic concentration-awake. Anesth Analg 2001;93:947-53.
10) Gonsowski CT, Chortkoff BS, Eger EI 2nd, et al. Subanesthetic concentrations of desflurane
    and isoflurane suppress explicit and implicit learning. Anesth Analg 1995;80:568-72.
11) Sandin RH, Enlund G, Samuelsson P, et al. Awareness during anaesthesia: a prospective case
    study. Lancet 2000;355:707-11.
12) Baker AB. Low flow and closed circuits. Anaesth Intensive Care 1994;22:341-2.

シリンジポンプのおきて

テレビドラマ「マルモのおきて」[1]ではなく、「シリンジポンプのおきて」である。シリンジポンプを極めるには、おきてを守ることが第一歩である。

シリンジポンプのおきて（讃岐塾）
- ベッドより高いところに置かない
- 使用に先立ち、電源を入れる
- シリンジを正確に留置後、早送りボタンで開放した延長チューブを薬液で満たす
- 閉塞警報は単純な開放を禁止する
- カテコラミン類は単純なシリンジ交換を禁止する

シリンジポンプを正しくセットしよう

シリンジポンプセット時のおきて

① 準備した薬液の入ったシリンジおよび延長チューブ内の空気を抜いた状態で、シリンジポンプにセットする。

② 患者に接続しない状態で、「早送り」や「プライミング」ボタンを使用

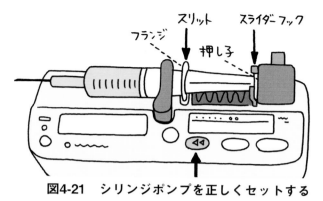

フランジ　スリット　スライダーフック

押し子

図4-21　シリンジポンプを正しくセットする

↑は早送りボタン

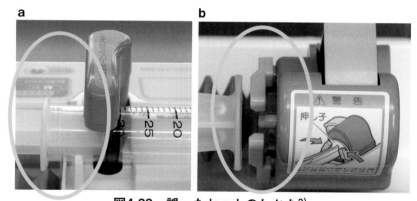

a   b

図4-22　誤ったセットのしかた[2]

a：フランジがスリットに入ってない。b：押し子がスライダーフックに固定されていない。

して、延長チューブ先端まで薬液が流出するのを確認する(**図4-21**)。

③②を怠り、シリンジがはずれた状態(**図4-22a**)でセットされている
と、「開始」ボタンを押してもすぐに開始されず、(医原性に)患者が
重篤な状態に陥る可能性がある。

また、シリンジの押し子を後ろ側のクランプでつかんでいない状況(**図
4-22b**)で輸液ルートに接続してすると、ポンプが患者位置より高い場合
にはサイフォニング現象を引き起こし、シリンジ内の薬液が高速注入さ

れる。

　これらを防止するためには、シリンジをポンプにセットした後、患者に接続しない状態で、「早送り」や「プライミング」ボタンを使用して、延長チューブ先端まで薬液が流出するのを必ず確認するクセをつけることが大切である。

　「早送り」や「プライミング」ボタンで先端まで満たす本当の理由は、きちんとセットされていることを確認するためである。

正しいシリンジポンプの装着

　① スリットにシリンジのつばをきちんと入れる
　② スライダーフックにしっかり挟み込む
　③ ①と②スキマを埋めるために輸液回路の側管に接続前（患者に接続前）に早送りボタンを押してプライミングを行い、スキマがなくなったことを確認する（**図4-23**）。

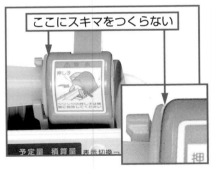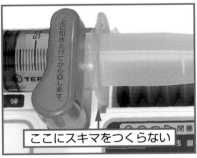

図4-23　スキマを作らないようにセットする[2)]

50 mL のシリンジでは 1 mL/ 時で 1 mm のスキマがあると 30 分以上注入されない。

サイフォニング現象

　シリンジポンプが患者より高い位置にあるとき、シリンジの押子が何らかの原因で固定されていないと高低差により薬液が過剰注入されるサ

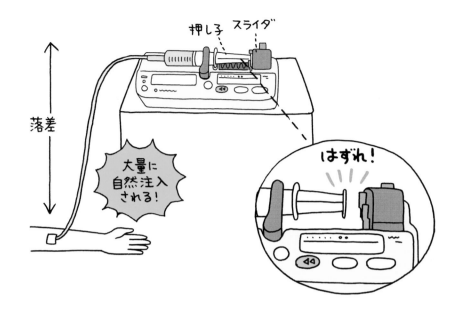

図4-24　サイフォニング現象

イフォニング現象（**図4-24**）が起きる危険性がある。シリンジポンプと患者は、基本的には同じ高さになるよう設置し，複数台使用する場合は，落差が最小限になるよう設置する。

ガンマ計算

　ガンマ計算とは、mL/ 時を μg/kg/ 分に変更するための計算である。つまり、1時間に投与される薬液量ではなく、体重当たり、1分間に、薬剤が何μg 投与されるかを表示するモノである。

　ガンマ計算に、どんなよいことがあるのかと言えば、患者の大小にかかわらず薬液の投与量を伝えることができる。ただそれだけである。

　この計算を行わなくてもよい便利なシリンジポンプがある。**図4-25**のようなパネルがついている。入力するのは体重（kg）、シリンジに入って

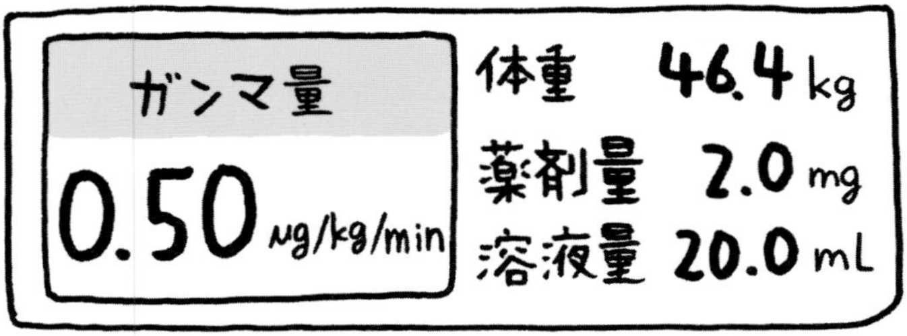

図4-25　パネル

いる薬液量（mL）、シリンジに入っている薬剤量（mg）である。3つとも間違いなく入力してあれば、投与速度 mL/ 時がガンマ量 μg/kg/ 分の表示になる。

　しかし、このポンプには落とし穴が潜んでいる。先ほどの数値のどれか1つでも間違えれば、ガンマ量が正しくない。大抵は mL と mg を逆に入れているケースである。また、ありがちなのは、体重（kg）を一桁間違える、前の患者の体重を入れているケースである。

　シリンジポンプで絶対に正しい値は、**mL/ 時のみ**である。これは mL、mg、kg のすべてを間違えていても正しい。

並列交換、スライド交換

　カテコラミン類では、同組成の薬液を交換するときに、1台のポンプをいったん停止して新しい薬液に交換すると、血圧が大幅に低下し生命の危険がある。そこで、2台のポンプを使用して、薬液がなくなる前（交換の10〜15分前くらい）に新しい薬液を載せたポンプをもう1台用意して、2台の総投与量を同程度にして、少しずつ切り替えていく。

　片方（新しい方）は0から徐々に増やし、もう一方は0に向かって漸減する。並列交換とは、2台のポンプを使って、生体情報モニターを監視しながら血圧をゆらさないようにシリンジポンプの流量を変化させていく

方法である。一例としては次のような感じであるが、もう少し細かく設定変更をする場合もある。

例　DOA：150 mg/50 mL、5 mL/時

ポンプ1	ポンプ2	時間
5 mL/時	—	
3 mL/時	2 mL/時	10分
2 mL/時	3 mL/時	10分
—	5 mL/時	

TCIポンプ

　TCIとはtarget-controlled infusion（target control infusion）の略で血中濃度を設定し，コンプートメントモデルを使用して計算した値を元に血中濃度が設定した値となるように、ポンプに組み込まれたコンピュータが投与速度を自動的に調節する。現在のところTCI投与できるのはプロポフォール（1％ディプリバン注キット®）にのみ対応したTCIポンプ（TE-371）（**図4-26**）が発売されている。

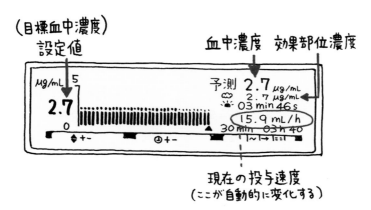

図4-26　TCI用シリンジポンプ

199

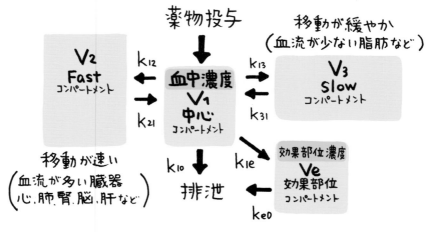

図4-27　コンパートメントモデル

　TCIポンプでは左側の血中濃度（設定値）を変化させると、それに合うように速度を自動的に調節する。その変化を表しているのが、右側の血中濃度（計算値）であり、その下の脳アイコンは効果部位濃度（計算値）を表示している。

　血中濃度の変化と効果部位濃度の変化は、設定値を変えた当初の数分は血中濃度と効果部位濃度は同じ値にならない。血中濃度を上昇させたとき、下降させたときともに、効果部位濃度の変化は血中濃度の変化より遅れている。

　TCIの計算の根拠になっているのは、このコンパートメントモデル（**図4-27**）である。V1は、血管内（血中を示す）。V1の濃度が血中濃度である。仮に、血液中に入って、どこにも行かずにすぐに排泄させる薬剤があったとすれば、V1への薬物投与とV1からの排泄のみを考えればよい。箱（コンパートメント）が1つなので、1コンパートメントモデルという。

　しかし、静脈麻酔薬などは大抵、そのようなことはなく、移行の速い（血流のよい）組織の箱V2と移行の遅い（血流の少ない）組織の箱V3を考えて、3コンパートメントモデルとして計算をしている。血液中に投与し

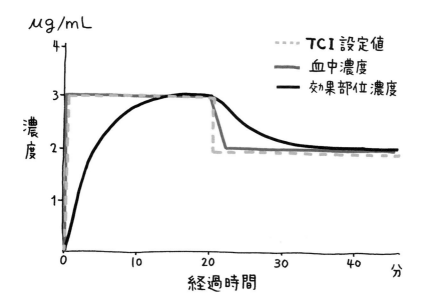

図4-28　ディプリバンTCI設定値、血中濃度、効果部位濃度

たものは、組織に移行していくのである。それとは別に、実際に効果を表す臓器への移行を考えると、計算上の効果部位濃度が求まる。血中コンパートメントV1にすべての箱はつながっている。

　設定値は血中濃度であるので、血中濃度はすぐに設定値に追いつくが、効果部位濃度が血中濃度と同じ値になるには約15分かかることが分かる（**図4-28**）。

参考文献
1)　マルモのおきて．http://ja.wikipedia.org/wiki/
2)　ポンプ・リスクマネージメント通信　NO.8輸液ポンプ・シリンジポンプの知って安心な、ワンポイントアドバイス特集（テルモ）．http://www.terumo.co.jp/medical/safety/transfusion/pdf/pumprisk_08.pdf
3)　http://www.terumo.co.jp/medical/safety/transfusion/syringe_pump/case1.html
4)　http://www.info.pmda.go.jp/anzen_pmda/file/iryo_anzen17.pdf

弘法は筆を選ぶ

"弘法筆を選ばず"ということわざがある。弘法大師はどんな筆でも立派に書くことから、その道の達人は、道具についてはどんなものであっても見事に使いこなすというたとえである。これは、下手な者が道具のせいにするのを戒めたものである。

しかし、医療においては、このことわざは当てはまらない。医療技術の進歩は、道具や機器に支えられているからである。

麻酔科医が毎日使用する喉頭鏡やブロック針や穿刺針については、日進月歩である。いわんや生体情報モニターや超音波機器などの医療機器においてをやである。

これらの**道具や機器が古い、悪いと医療レベルは上がらない。"弘法は筆を選ぶ"**のである。しかし、**同レベルの者ができるのに、うまくいかないのを機器や道具のせいにするのは、"弘法筆を選ばず"と言われても仕方ない。**

さて、道具は進化する（p.93）で、喉頭鏡の進化について述べたが、この進化なくして医療技術の進化はありえない。常に新しい道具や機器が発売されているのに、それを使わずに医療を行っていると、周りから取り残されてしまう。積極的に筆を選んで、医療を安全確実に行うことが

求められているのだ。

　「**昔は、こんなモノがなくても気管挿管できた**」などというのは、現代の医療には禁句である。弘法は、**新しい技術や道具に敏感である必要がある**。世の中に新しい技術や道具があるのに、それができない、それを使えないというのは進化についてきていないのだ。"**弘法は筆を選ぶ**"のである。

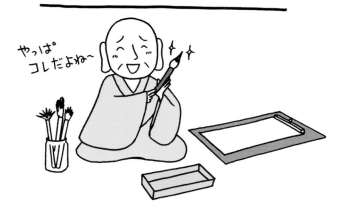

外科医の足元と手術手技

　スーパー外科医の麻酔を担当することがある。見事である。術野がキレイで、見ていても飽きないし眠くならない。下手な外科医の麻酔はこの反対である。

　それはさておき、スーパー外科医の手さばきを見ていて感じるところがある。動きに無駄がなく、迷わずスパッと目的とする場所に入っていく。これは、手先が器用というだけではなく、判断力がすばらしいのだ。

　器用な外科医は多いが、けっして器用だからスーパー外科医というわけではない。言ってみれば、よくトレーニングされているのだ。経験と知識に裏付けられた判断力と集中力がすごいのである。

　そして、**危険なところに近づくときは、回り道とも思えるくらい事前に少しずつ準備をしつつ危険の芽を摘みながら、悪い状況に陥らないような配慮**が伝わってくる。

　スーパー外科医の手術を見ていて気づくことがある。手元というよりも体幹部がしっかりしており、微妙に足元から動いている。顕微鏡の場合には、姿勢がよいのである。決して無理な体勢で、アクロバティックにアプローチしようとはしない。しっかり立って、体幹部を安定させて、最もやりやすい位置からアクセスしている。

　もうひとつ、外科医の足元を見ているとわかることがある。術者は、必ず両足できちんと立っているということである。第1助手や第2助手、はては見学者は足元を見ればすぐにわかる。足元がお気楽である。当然と言えば、当然なのであるが、これは麻酔科医として外科医を見る時に役立つ情報である。

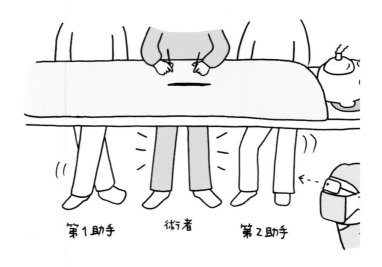

第1助手　　　術者　　　第2助手

スーパー麻酔科医

　マンガやテレビドラマでは「スーパー外科医」が取り上げられるのに、どうして「スーパー麻酔科医」は取り上げられないか？

　なぜ、麻酔科医は「麻酔科医」とひとくくりで、外科医の場合は名人だけを取り上げるのか。

　スーパー外科医は絵になりやすいけれども、スーパー麻酔科医は描きにくい。ごもっともである。そもそも、どんなのを「スーパー麻酔科医」と定義するかということが一般人にはわかりにくい。麻酔科医の中にもわかっていない方がいるかもしれないのだ。

　「スーパー外科医」は、俺はスーパー外科医だ！　あるいは、カリスマ外科医だ！という自負を持っている方が確実にいる。しかし、「スーパー麻酔科医」の一般人に理解できるイメージがない以上、「俺はスーパー麻酔科医だ！」と宣言できる人もいなければ、周りもスーパー麻酔科医を見つけることはできないのだ。

　そこで、讃岐塾では「スーパー麻酔科医」のイメージを提案する。

「スーパー麻酔科医」とは

①どんな状況でも騒がない（冷静沈着）

②麻酔に関する手技は、知らないうちに終っている
　（かつ合併症を起こさない）

③麻酔導入や維持、覚醒に不安がない（きちんと時間通りに、理論的かつスマートに、先手の麻酔が実践できる）。もちろん、術後（全身状態、鎮痛）のこともきちんとカバーできる

④術者をコントロールするのがうまい

⑤術前評価がきちんとできて、負ける手術は手術前に何とかする（いろいろな意味で）

⑥自分ができることを自慢しない

⑦仕事に悲壮感がない

⑧新しい技術や考え方を勉強し、常に実践できている

⑨状況に応じて対応でき、道具や機器がなければ、ないなりに行える

⑩外科系の医師や看護師、メディカルスタッフからの信頼が厚い

⑪時に、麻酔科医の技量がすごいことに気づかれても、当然のことの
ようにふるまえる

コラム：麻酔手技と身体の使い方

　麻酔手技も外科手技と同じである。拙著「Dr. 讃岐流　気管挿管トレーニング / ビデオ喉頭鏡でラクラク習得！」をみていただければわかると思うが、気管挿管1つをとっても、気管挿管に至るまでには何段階も関門がある。いかに動的に手技をとらえるかが課題なのである。頭でわかっていても、実際やってみると難しいのは、形だけまねしているからである。形だけまねしてもまねになっていないのである。どの時点で、どの方向に、どのような力を加えるかが大切である。**初心者のうちは、手技がぎこちないのであるが、正しい手技を飽きずに繰り返すとスムーズにできるようになる。麻酔手技も外科手技も、スポーツと同じである。正しい手技を、いかに、飽きずに繰り返すことができるかが大切**なのである。

医療は医学とは
異なる
WHO手術安全チェックリスト

　医療現場では、通常ではできるはずのことが、事務手続きやチェック漏れ、思い違いなど医学的な要因以外でちゃんとできないことがある。

　例えば、患者の取り違え、薬剤の取り違え（名前が似ている）、投与ルートの間違い、投与量の間違いなどである。

　わかっているが、できないのである。計画したことが確実に間違えないようにできなければ、きちんとした治療は行えない。これは、**医学の問題ではなく、医療の問題である**。

　手術室においては、患者や医療行為の手順、薬剤投与などが確実に行われたことを確認する「WHO 手術安全チェックリスト」がある。

　このチェックリストは、「その時に行わなければならないことが行われなかったために、患者が危険な状態に陥らないようにする」ためのものである。また、"多くの職種が働く手術室"という環境においては、皆がその患者に、どのような医療行為を行うかという意識を合わせておく必要がある。

　そして、決められたことを決められた通りに行わなければ、医療行為以前の問題で、患者が不利益を被るのだ。

　手術安全チェックリストは施設ごとに最適化する必要があるため、以

　下に示された"例"のまま使用するということはありえない。各病院で、実情に合うように最適化して現場のニーズに合うようなリストを作って運用することが求められている。

　WHO 手術安全チェックリストでは、以下の10の目標があり、それらを確実に実行することが求められる。

①正しい患者の正しい部位の手術を行う

②患者を疼痛から守り、麻酔薬投与による有害事象を防ぐ

③命にかかわる気道確保困難や呼吸停止対応に適切に準備する

④大量出血リスクを認識し適切に準備する

⑤重大な患者リスクやアレルギー、薬剤副作用の発生を抑止する

⑥手術部位感染リスクを最小にする

⑦器具やガーゼ(スポンジ)の手術創内遺残を防ぐ

⑧全ての手術標本を確保し確認する

⑨効果的にコミュニケーションを行い、手術安全に重要な情報を共有する

⑩手術許容量、手術件数と転帰を日常的にサーベイランスする

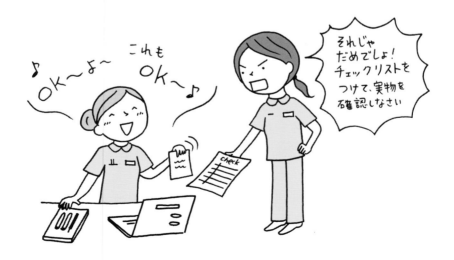

表4-11　手術創の分類（surgical wound classification：SWC）

Class I 清潔：
炎症がなく、気道・消化器・生殖器・未感染尿路に到達しない非感染手術創。

Class II 準清潔：
管理された状態で気道・消化器・生殖器・尿路に達した異常な汚染のない手術創。

Class III 不潔：
偶発的新鮮開放創。無菌手技に重大な過失のある手術創。あるいは胃・腸管からの著しい腸液の漏れ、内部に非化膿性の急性炎症のある切開創。

Class IV 汚染～感染：
壊死組織が残る古い外傷、感染状態または内臓穿孔のある手術創。

　具体的なチェック項目として以下がある。

- **・本人／患者確認**

  患者名、病名・術式（左右）

- **・リスクの確認・準備**

  予想手術時間、予想出血量、準備輸血量、予想重要イベント、
  全身管理上の問題点

- **・感染症**

- **・抗菌薬の予防投与（60分以内）**

- **・機材の滅菌**

- **・必要な画像表示**

- **・スタッフ自己紹介**

　麻酔導入前、皮膚切開前、手術室退室前の少なくとも3回、忘れると大事に至ることを確認して先に進む。この時には、すべての人が看護師の読み上げるチェック項目に集中して、確実に行う。チェックすることが目的ではない、「チェックバカ」になってはいけない。ASA-PS は p.234、創分類（SWC）は**表4-11**、SAS については p.224を参照して欲しい。

コラム：わかっていることとできること／確認と手順、判断のスキル

　「わかっているが、間違えた」というのは医療を行う上では問題である。医療が正しく行われるためには、間違えないように実行・実践するということが求められるのだ。

　例えば、薬剤の誤投与である。誤投与にも色々なものがあるが、麻酔科でよく使うアルチバ®（レミフェンタニル）を考えてみる。アルチバ® 2mg は、バイアルに粉が入っており、20mL 注射器に生理食塩水で希釈して準備し、延長チューブをつけてシリンジポンプにセットする。すべきことは、これだけである。しかし、これだけでも間違いが生じる余地がある。

　通常は、20mL 注射器に生理食塩水を吸う→アルチバを溶解する→アルチバのバイアルから、シールをはがして注射器に貼る→延長チューブを接続する→シリンジポンプにセットするのであるが、手順を間違うとアルチバを溶解していない生理食塩水入り注射器がシリンジポンプにセットされる。これを**ミズチバ**という。

　ミズチバの作成手順は以下の通りである。20mL 注射器に生理食塩水を吸う→アルチバのバイアルから、シールをはがして注射器に貼る→他の人に話しかけられて作業を中断する→作業を再開する→延長チューブを接続する→シリンジポンプにセットするのである。

　間違いは、明白であるが、本人は気づかない。きちんと行うためには、手順を守らないといけないだけでなく、決められた順番通りにいつも行うクセをつける必要がある。**ミスが多いというのは、周りの信頼をなくす第一歩である**。

　ミズチバを例に「できること」と「わかっていること」の違いを説明したが、

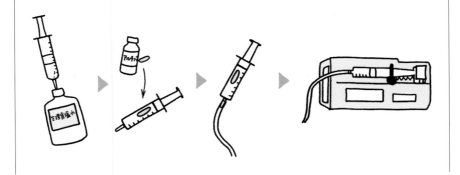

他の医療行為や手技も同じである。ある医療行為や医療手技が「できる」というのは、結果を伴う。**自分で「できる」という人はよくいるが、周りが「できる」と認めてくれなくてはならない。これが、讃岐塾の「できる」の基準である。**

　ある医療行為ができると言われるためには、間違いを引き起こさないだけではなく、失敗しない、リカバリーできる能力が求められる。どうしたら失敗しないかを追求するためには、**失敗やミスを引き起こさない「危険の芽を摘む」という能力が必要**である。これには、先に何が待ち構えているかを判断する必要がある。**この判断能力は、教科書やガイドラインにあるエビデンスではなく、エクスペリエンス（臨床経験）を自分のものとする貪欲な態度により形成される。**

参考文献

1）　日本麻酔科学会 訳. WHO 安全な手術のためのガイドライン2009. http://www.anesth.or.jp/guide/pdf/20150526guideline.pdf

術中にきちんと
仕事をする

麻酔の組み立てを考える（いつが危ない、何が危ない）

　術中の麻酔管理で麻酔科医がすべきこと、考えることを整理しておきたい。

　麻酔は眠らせる技術ではない。「マイケルの死に学ぶ鎮静」（p.18）で述べたように、麻酔を行うことで犠牲になる機能に対して、医学的な介入を行うことで成り立つ技術である。すなわち、仕事をする必要があるのだ。

　「いい仕事してますね」

とは、お宝を鑑定する某テレビ番組の決め台詞（セリフ）だが、まさに、麻酔科医が「いい仕事」をしなければ、患者の命が危ないのである。

　麻酔科医の手術麻酔における仕事は、**手術中の患者の命を預かる仕事**である。一連の術中麻酔経過の中で、どこが危ないか、何が危ないかを心得ているのが一流の麻酔科医である。

　一般的に、麻酔が原因あるいは麻酔に関連する医療行為で危険なのは、麻酔の導入と覚醒、気管挿管と抜管のフェーズである。飛行機でいえば離陸と着陸の時である。もちろん、安定飛行をしていても様々な不安定要素はあるので、麻酔維持状態でも注意は必要である。

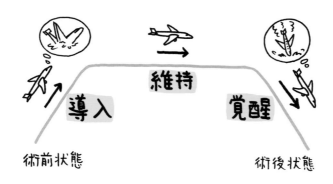

術中の麻酔管理で麻酔科医がすべきこと、考えること

　麻酔科医の仕事が、**術中の患者の命を預かること**だとすれば、何を考えておくべきか。

　いつが危ない、何が危ないかを熟知していること。何が起きるかを術前から予測し、起こりうることについて対策をとっておくことである。

　つまり、**起こりうることがすべて想定内**という状況であれば、命を預かることは容易である。ただ、想定内であってもうまく立ち振る舞えなければ、話は別である。考えることはできても実践できなければ、意味はない。そういったことから、現代の医療においては準備を含めたチェックリストやガイドラインなどが発表されている。

　例えば、「WHO 手術安全チェックリスト」には、麻酔導入前や手術開始前の確認があり、麻酔や手術で起きうることであらかじめ準備できることを実践的にチェックするように求めている[1]。また、日本麻酔科学会の気道管理アルゴリズム（JSA-AMA）（p.74参照）は、麻酔導入時の気道確保に関して危機的状況に陥らないように手順を示している。術中管理で問題になる出血に関しては、日本麻酔科学会と日本輸血・細胞治療学会が制定した「危機的出血への対応ガイドライン」がある（p.220参照）[2]。知っているかどうかではなく、ガイドラインに準じて**実践できるかどうかが大切**である。

WHO手術安全チェックリスト(麻酔導入前の確認)

手術安全チェックリスト(**図4-29**)[1]は、標準的に示されているモノであるが、施設の実情に応じて実際の手順に沿って書き替えて運用することが求められている。

そこで、麻酔導入前確認のチェックリストをSOAPMLとしている(**図4-30**)。

Suction:吸引器具は動作しているか(使える状態になっているか)。

Oxygen:酸素や麻酔回路はチェックされていてマスク換気がすぐに始められるように準備されているか。

Airway:気道確保器具は揃っていて使える状態(チューブ、喉頭鏡、スタイレットなど、必要物品すべて)か。

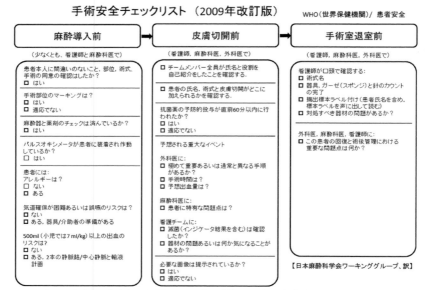

図4-29 手術安全チェックリスト

日本麻酔科学会 訳. WHO 安全な手術のためのガイドライン:2009. p.95. http://www.anesth.or.jp/guide/pdf/20150526guideline.pdf

Pharmacy：麻酔導入時に必要な薬剤（昇圧薬を含む）は、すべて注射器に用意されているか。

Monitor：モニター（生命を保障するモニターと麻酔効果を判断するモニター）は装着され、麻酔を導入してよい数値や波形を表示しているか（**図4-31**）。

Line：確実な静脈路があり、全開にすると輸液負荷ができる状態か。ということをチェックしなければ麻酔導入を開始しない。

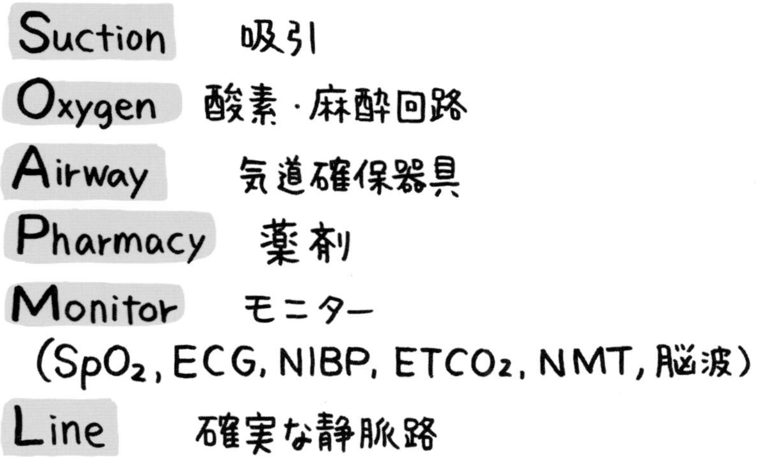

Suction　吸引
Oxygen　酸素・麻酔回路
Airway　気道確保器具
Pharmacy　薬剤
Monitor　モニター
（SpO₂, ECG, NIBP, ETCO₂, NMT, 脳波）
Line　確実な静脈路

図4-30　SOAPML

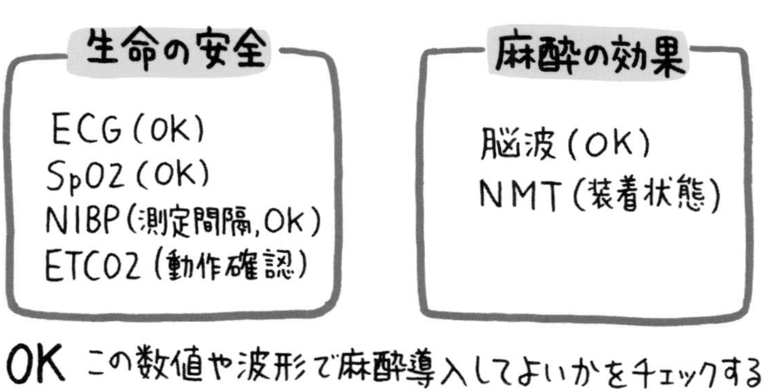

生命の安全

ECG（OK）
SpO2（OK）
NIBP（測定間隔, Ok）
ETCO2（動作確認）

麻酔の効果

脳波（OK）
NMT（装着状態）

OK　この数値や波形で麻酔導入してよいかをチェックする

図4-31　モニターのチェック

215

麻酔開始前の麻酔器チェック

「麻酔器のセルフチェックが済んでいても、個々の患者の麻酔を開始する前に、実際の麻酔回路すべてに閉塞、はずれ、リーク、不良がないこととモニターの呼気ガスサンプリングチューブの接続不良や動作不良がないことを確認すること」

日本麻酔科学会の「麻酔器の始業点検ガイドライン」[3]が2022年10月に改訂されている。麻酔器というのは、簡単に言うと「人工呼吸器＋用手換気用具＋吸入麻酔薬投与装置」である。

人工呼吸器との違いは、用手換気が自在にできる、吸入麻酔薬を投与しても呼気から再回収して無駄をなくす半閉鎖回路（再呼吸回路）が入っていることである。通常の人工呼吸器は、呼気を再回収することはなく吸気から呼気へは回路内では戻らない（非再呼吸回路）。麻酔器は人工呼吸器とは異なることを理解してほしい。

かつての麻酔器は電子制御ではなかったため、麻酔器の始業点検は手動であった。そのうち、麻酔器は電子化されセルフチェック機構が搭載されているものが主流となり、このガイドラインにも、「セルフチェック機構が搭載されている麻酔器ではそちらの手順に準じて行う」とされた。**「ただし，人工鼻，アングルピース，ガスサンプリングチューブ（アダプタ）やセンサー等を麻酔回路に装着せずにセルフチェック機構を用いる場合も，装着後改めて回路リークと閉塞がないことを確認する」**と記載されている。

今回の改訂では、解説の最後に**「麻酔導入時」の項目**が追加されて「始業前に適切に準備しても、麻酔回路の屈曲や外れ、人工鼻の不良、呼気ガスサンプリングチューブの閉塞、モニターの不具合、配管設備の不具合など、極めて稀な事象が生じうる。**麻酔薬投与前の酸素投与時に、麻酔器および呼吸回路の異常に気づくための最終確認を行う。**なお、麻酔導入時に点検を行うことが患者に不利益を与える恐れがある場合は、行わ

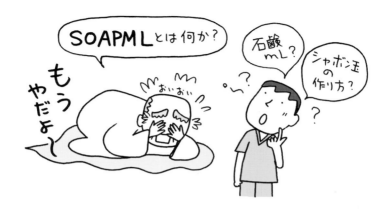

なくてもよい。」との内容が追加されている（最新版は2022年10月の第6版 -3）。私が提唱した SOAPML の麻酔回路のチェックは、ここにも改めて記載されたのだ。

麻酔器の始業点検改訂履歴
1990年8月／1995年7月／2003年6月／2013年3月／2014年11月／
2016年3月／2019年8月／2022年10月改訂

気道管理アルゴリズム（JSA-AMA）

　全身麻酔は麻酔導入時と麻酔からの覚醒時が、危険な時期であると先に述べた。

　なかでも、麻酔薬が効き始めると自発呼吸が失われるため、気道を開通させてマスク換気や気管挿管－人工呼吸を行う必要がある。この過程で、予期せぬ気道確保困難があると、途端に患者は危機的状態に陥る。それに対する心構えや手順を示しているのが JSA-AMA（p.74）である。

　あらかじめ、自発呼吸下に3分間の酸素投与を行い、患者にパルスオキシメータを、麻酔回路にカプノメータ（$EtCO_2$モニター）を装着して麻酔導入を開始する。心電図、自動血圧計（2～2.5分おきに測定）はもちろん必

須である。前述の SOAPML を守っていれば、当然、網羅されているモニターである。

WHO手術安全チェックリスト（手術開始前の確認）

手術開始前の確認として、術者が患者名と病名、これから行う手術術式（および左右の別）、予想手術時間、予想出血量、準備輸血量、手術中の予想重要イベントについて述べる。

麻酔科医は全身管理上の問題点を述べる。感染症、抗菌薬の予防投与（60分以内）が済んでいるかどうか、看護師が機材の滅菌の確認、必要な画像表示があるかどうかを確認した後、スタッフ自己紹介をして手術を開始する。

これは、手術にかかわるスタッフが手術に対する認識を合わせる上で大変重要な確認である（p.209も参照のこと）。

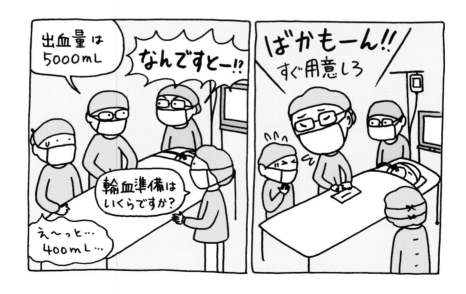

危機的出血のガイドライン

日本麻酔科学会の麻酔関連偶発症例調査によると、出血は術中心停止の約2分の1を占めている[2]。手術時の予見できない危機的出血に対して病院内の輸血体制、指揮命令系統の確立から、具体的な対応方法、輸血での実際についてフローチャートでまとめたものが、危機的出血への対応ガイドライン（**図4-32**）である。

- 危機的出血が起きた場合に、**まず行うことはコマンダー（指示者）の決定と非常事態宣言である。**
- 医療行為としては、**輸液・輸血の確保（連絡・搬送含む）と外科的な止血（圧迫、ガーゼパッキング、大動脈遮断）**である。
- **看護師の役割として、出血量の測定、記録と輸液・輸血の介助**が規定されている。この2つに専念する必要がある。なぜなら、役割分担を決めることにより、必要な行為をもれなく行うことができるからである。

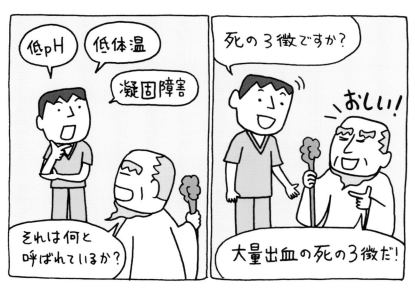

死の3徴とは、瞳孔反応停止、呼吸停止、心停止のことであり、大量出血の死の3徴とは全く別のものである。

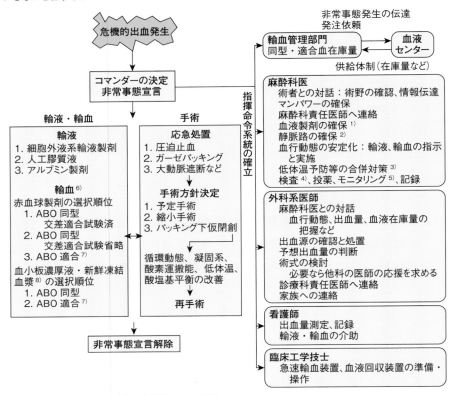

緊急時の適合血の選択

患者血液型	赤血球濃厚液	新鮮凍結血漿	血小板濃厚液
A	A>O	A>AB>B	A>AB>B
B	B>O	B>AB>A	B>AB>A
AB	AB>A=B>O	AB>A=B	AB>A=B
O	Oのみ	全型適合	全型適合

異型適合血を使用した場合、投与後の溶血反応に注意する

1) 血液が確保できたら交差適合試験の結果がでる前に手術室へ搬入し、「交差適合試験未実施血」として保管する。
2) 内径が太い血管カニューレをできるだけ上肢に留置する。
3) 輸液製剤・血液製剤の加温。輸液・血液加温装置、温風対流式加温ブランケットの使用。
　アシドーシスの補正、低Ca血症、高K血症の治療など。

4) 全血球算、電解質 Alb、血液ガス、凝固能など。輸血検査用血液の採取。
5) 観血的動脈圧、中心静脈圧など。
6) 照射は省略可。
7) 適合試験未実施の血液、あるいは異型適合血の輸血；できれば2名以上の医師（麻酔科医と術者など）の合意で実施し診療録にその旨記録する。
8) 原則として出血が外科的に制御された後に投与する。

図4-32　危機的出血への対応ガイドライン

日本麻酔科学会，日本輸血・細胞治療学会．危機的出血への対応ガイドラインより．
http://www.anesth.or.jp/guide/pdf/kikitekiGL2.pdf

- アシドーシス（pH＜7.20）、低体温（＜34℃）、凝固障害など「大量出血による死の3徴」を回避するため、輸血は加温コイル、加温ブランケットを用いて行う。アシドーシスの補正、低カルシウム血症、高カリウム血症の治療も行うことが明記されている。
- 輸血製剤としては大量出血の時には赤血球（red blood cell：RBC）のみでは対処できない。外科的止血ができても出血が制御できない場合、新鮮凍結血漿（fresh frozen plasma）、血小板の投与を行う。

輸血準備と手術

　一般的に、覚醒時では出血が20％を超えると血圧が低下し始める。全身麻酔時には交感神経系が虚脱しているため血圧を保持する力がなく、出血量が10％を超えると血圧低下が始まる。

　それに対して、いきなり輸血をするわけではない。貧血が進んでいなければ、まずはボルベン®などの膠質液（代用血漿剤）で、血管内容量を満たす（前負荷を保つ）ようにする。

　しかし、いつまでも代用血漿剤を利用できるわけではない。代用血漿

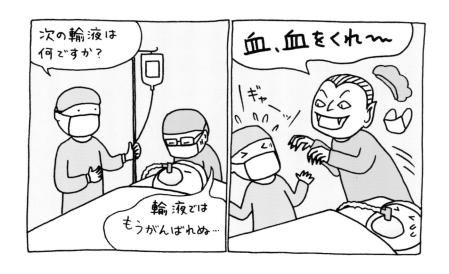

剤は、**血管内にほとんどがとどまるため、血管内容量を保持する反面、血液の希釈が生じやすい**。すなわち、出血した血液と等量の代用血漿剤を入れると、思ったより早く貧血が進む。

出血時には、血液ガス分析や血算、電解質(輸血では低カルシウムと高カリウムに注意)検査を怠らないようにする必要がある。貧血が進むと、血圧はある程度は維持できるが頻拍傾向になる。通常の Hb 値の限界は7g/dL 程度である。また、大量出血では、赤血球 Hb だけでなく血漿成分(FFP)や血小板(PC)が低下するので、Hb 以外の補充を怠らないようにする。

これらを考えると、大量出血が予想される手術においては輸血の準備が必須である。また、**大量出血が予測されるのに、輸血の準備なしに手術を始めてはならない**。

患者の急変は誰の責任？

麻酔中に生体情報モニターで見ているのは、単に患者の安静状態ではなくて、麻酔状態に手術侵襲が加わった状態である。もし、患者の状態が悪くなったとしたら、患者自身が自らの要因で変化したのか、麻酔によって変化したのか、手術の影響によって変化したのかは、モニターからでは特定できないことがある。最も役に立つのは、手術操作と術野の変化(外科的要因)、麻酔科医自身が行った医療行為(投薬)などの情報を統合して考えることである。**犯人探しは、モニターのみでは情報不足**であり、**現場検証が大切**である。

術中の患者の急変に関しては、手術をしている医師と麻酔を行っている医師がいる場合、**明らかな過ちがない場合には共同責任**である。患者の手術や麻酔を引き受けた以上は皆で力を合わせて、急変の状況を乗り切らなければならない。

コラム：産科危機的出血への対応ガイドライン[4)]

　産科の危機の出血への対応ガイドラインもある。分娩時では異常出血がつかみづらいため、バイタルサインに注目して判定する　SI（ショック指数）＝心拍数/収縮期血圧※が採用されている。SIが1を超える場合には、高次施設への搬送を考慮する。

　輸血準備としては、経腟分娩では1Lを超える場合、帝王切開では2Lを超える場合に必要となる。　産科的処置として、①弛緩出血には子宮収縮薬、②頸管裂傷・子宮破裂では修復、③前置胎盤では剥離面の止血を行う。

$$SI = \frac{心拍数(/\,分)}{収縮期血圧(mmHg)}$$

　※SI（ショック指数）：p.125の図3-38「血圧・心拍数の4パターン」で、血圧が下がって、脈拍が上がるパターンは、ショックである。これを数値化したのが、SIで、**死兆交叉**にあたるのがSI＞1となった時を示している。

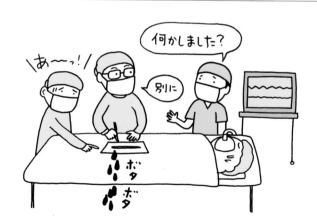

参考文献

1)　日本麻酔科学会　訳．WHO安全な手術のためのガイドライン2009．http://www.anesth.or.jp/guide/pdf/20150526guideline.pdf

2)　日本麻酔科学会，日本輸血・細胞治療学会．危機的出血への対応ガイドライン．http://www.anesth.or.jp/guide/pdf/kikitekiGL2.pdf

3)　麻酔器の始業点検　＜2022年10月改訂＞（日本麻酔科学会）．https://anesth.or.jp/files/pdf/guideline_checkout_20221117.pdf

4)　日本産科婦人科学会，日本産婦人科医会，日本周産期・新生児医学会，他．産科危機的出血への対応指針2022．https://www.jsog.or.jp/activity/pdf/shusanki_taioushishin2022.pdf

SASと手術患者の予後

手術や麻酔による合併症を考える

　SAS（surgical apgar score）は、手術ごとに推定出血量（ガーゼや吸引で計測された出血量）と術中の最低平均血圧、術中の最低心拍数を点数化し**表4-12**により算出することにより、術後の重篤な合併症の発生率が推定できるものである。WHO手術安全チェックリストの中心的な人物Gawandeら[1]が発表した。新生児が生まれた時に1分後と5分後に算出されるアプガースコア（apgar score）のように、手術患者の術後合併症発生率の推定が可能である。点数が低ければ、死亡や重篤な合併症を起こしやすい（**図4-33**、**表4-13**）。

表4-12　Surgical apgar score（SAS）[1]

	0	1	2	3	4
EBL（mL）	＞1,000	601～1,000	101～600	≦100	ー
最低mBP（mmHg）	＜40	40～54	55～70	≧70	ー
最低HR（bpm）	＞85	76～85	66～75	56～65	≦55

EBL：推定出血量（ガーゼや吸引で計測された出血量）、mBP：平均血圧、HR：心拍数。

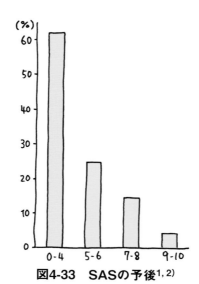

図4-33　SASの予後[1, 2]

縦軸が死亡や合併症の割合，横軸がSAS。SASが低いと、死亡や合併症を引き起こしやすい。

表4-13　SASの重篤な合併症

透析を必要とする急性腎不全	72時間以内に4単位以上の輸血を必要とする出血
CPRを必要とする心肺停止	24時間以上の昏睡
深部静脈血栓症	敗血症性ショック
心筋梗塞	予期せぬ気管挿管
肺炎	肺塞栓症
創部し開	深部あるいは臓器の感染症
敗血症	SIRS
血管グラフト不全	死亡

参考文献
1)　Gawande AA, Kwaan MR, Regenbogen SE, et al. An Apgar score for surgery. J Am Coll Surg 2007;204:201-8.
2)　Ohlsson H, Winsö O. Assessment of the Surgical Apgar Score in a Swedish setting. Acta Anaesthesiol Scand 2011;55:524-9.

覚醒を大事にしよう

PONV

　術後に悪心・嘔吐を起こすことを **PONV**（post operative nausea and vomitting）「ピーオーエヌブイ」と呼び、起こしたくない覚醒後の合併症である。また、先に述べた**シバリング**や**術後疼痛**も麻酔覚醒時に全身状態を悪化させる。

　麻酔覚醒時や気管チューブ抜去後の**覚醒遅延**などでは、**低酸素**が明らかになる。術中の出血に対して適正な輸液・輸血がなされていなければ**低血圧**が継続する。

　また、突然醒ますと**興奮状態**になることがある。気管挿管チューブが原因であれば手早く抜去するが、抜去後の呼吸に不安がある場合には、再度、鎮静して覚醒のやり直しである。様々な可能性のある処置をした後、ゆっくり覚醒させる。

　これらを克服して、**何事もなかったかのようにバッチリ覚醒させるためには、術中にいかに仕事をする（覚醒に向けて仕込みをする）か**である。

　この仕事人の意識が大切なのである。ただ、麻酔薬を OFF にするだけではなく、術後疼痛を起こさないように麻酔薬が OFF になったとき別の

方法で鎮痛を図っておく。

シバリングが起きないように体温を保持（加温）し、覚醒時に中枢－末梢温度較差がないようにする。低酸素を引き起こさないように、麻酔薬がある程度切れるところを、覚醒させたい時期に合わせる。低血圧が起きないように術中は遅れずに輸液・輸血を行う。PONVが起きないように、PONVが起きやすい因子を排除し、それでも起こりやすければ対策を立てる。

よい麻酔科医は、麻酔中にきちんと仕事をして、覚醒時（あるいは覚醒後）によい結果を出せるものである。

どのような因子を持つとPONVを起こしやすいかを調べたApfelらの研究[1]では、**女性、非喫煙者、動揺病（乗り物酔い）やPONVの既往、術後のオピオイド（モルヒネやフェンタニルなど）の使用の4つが、PONVの危険因子**で、これらの因子が同時にいくつあるかによりPONVの発生が予測できる（**表4-14**）とした。

危険因子のうち、4つとも該当すれば79％、3つでは61％、2つでは39％、1つの時には21％にPONVが発生し、危険因子がまったくない場合にも10％に発生する。**表4-15**に示すように、危険因子数が「0、1、2、3、4」の場合、それぞれ「10％、20％、40％、60％、80％」と覚えるとよい。

表4-14　PONVの危険因子[1]

女性
非喫煙者
動揺病（乗り物酔い）またはPONVの既往
術後オピオイド

表4-15　PONVの発生予測[1]

危険因子	発生率
0	10％
1	20％
2	40％
3	60％
4	80％

　40%以上の発生が予測される患者（危険因子が2つ以上）では、積極的に予防することが大切で、メトクロプラミド（プリンペラン®）、ドロペリドール（ドロレプタン®）、デキサメタゾン（デカドロン®）などを使用する。

　また、酸素投与を怠ったり、過少輸液により助長されることがあるので、酸素投与や輸液量にも注意する。術中の麻酔薬に関しては、セボフルランよりプロポフォールを使用し、笑気を使用しないようにすることも有効2)とされている。

キセる麻酔「キセってます」

　「キセる麻酔」をご存じだろうか。名称があまりよろしくないが、昔の「キセル麻酔」ではない。

　昔のキセル麻酔とは、VIP患者の麻酔を頼まれた部長先生（？）が、導入と覚醒の時だけ居て、残りの麻酔維持（意識がない部分のみ）は部下に任せることを「キセル麻酔」と呼んだらしい。

　しかし、今の「キセる麻酔」は、これではない。「キセる麻酔」というのは、著者が定義した新しい言葉である。参考文献には「キセル麻酔」と記述したが3)、紛らわしいので最近は「キセる麻酔」と書くことにした。

　「キセる麻酔」とは吸入麻酔薬で維持を行い、覚醒時に吸入麻酔薬を強制的に排出させるためにプロポフォールへ切り替える方法である。吸入麻酔薬をプロポフォールに切り替えている間、どんどん排泄され、覚醒時はプロポフォールの心地よい覚醒が得られる。麻酔導入時にはプロポフォールを使用しているので始めと終わりのみプロポフォールを使用するという意味で、たばこの道具「キセル」（カンボジア語）に当てはめて命名したものである（**図4-34**）。

　「キセる麻酔」では、吸入麻酔薬からプロポフォールに切り替えたことを「キセっている」と表現する。

　たとえば、「セボで維持をしていたんだけど、手術が終盤になったので、

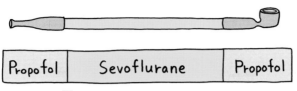

図4-34　キセルとキセる麻酔

もう、キセってます」というように使う。

　応用編に「ダブルキセル」というのがある。オピオイド（鎮痛薬）のキセ
ル、フェンタニル－レミフェンタニル－フェンタニルのキセルと、鎮静
薬プロポフォール－セボフルラン－プロポフォールのキセルである。広
義の乗り替え麻酔のことで、麻酔の場面に応じて、適切な麻酔薬に切り
替えて使用する手法である。導入－維持－覚醒をプロポフォール－セボ
フルラン－プロポフォールとタイミング良く切り替え、麻酔科医および
患者の双方に良好な麻酔状態を提供することを可能にする麻酔のコンセ
プトである。

　全身麻酔のあらゆるフェーズで、麻酔薬を適切に乗り替えて行うこと
で、患者および麻酔科医にやさしい麻酔をめざす。1つの麻酔薬に固執す
ることなく全身麻酔を行うことが可能であるが、麻酔薬の切り替え時に
は混在した状態が生じうるため、麻酔状態の変化には麻酔効果のモニタ
リングを行うなどで、十分注意しなければならない。

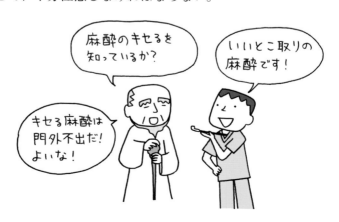

全身麻酔と睡眠の違い

　全身麻酔をすると睡眠と同じ状態になると思うかもしれないが、それは間違いである。

　睡眠では、深い眠りであるノンレム睡眠と浅い眠り（体動の多い）のレム睡眠が交互に繰り返される。しかし、全身麻酔や鎮静を行った場合には、ノンレム睡眠とレム睡眠のようなリズムはできない。手術中の全身麻酔や鎮静では、手術や検査という目的があるため浅くしたり深くしたりをすることを繰り返すわけにはいかない。したがって、全身麻酔や鎮静には睡眠のようなリズムは生じない。

　睡眠中の脳波を観察してみると、レム睡眠では、比較的振幅の低い速波が多く、ノンレム睡眠では振幅の高い徐波が多く観察される（**図4-35**）。

　脳波は大脳皮質の電気活動を記録している。大脳皮質の錐体細胞は多くのシナプス入力を受けている。レム睡眠では入力線維が不規則に発火するため錐体細胞の反応は同期せず、電気活動の総和は振幅が小さくなる。

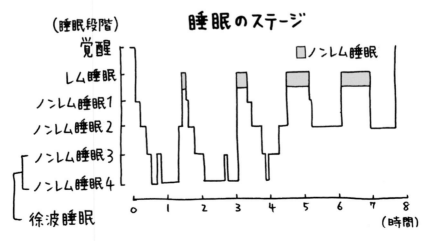

図4-35　レム睡眠とノンレム睡眠（睡眠のステージ）

　ノンレム睡眠の状態では錐体細胞の活動が同期するため、総和として振幅は大きくなる。また、ノンレム睡眠の第2段階であれば、脳波上に紡錘形の波（睡眠紡錘波；12Hz前後で0.5〜2秒程度連続して出現する波）が現れる。鎮静や麻酔を行っても、同様に睡眠紡錘波が現れる。ノンレム睡眠の第2段階相当の状態が継続するということである。

　麻酔から覚醒させると、患者が「今何時ですか？」と聞くことが多い。麻酔では、時間がどれくらい経過したかが分からないのではないかと筆者は考えている。

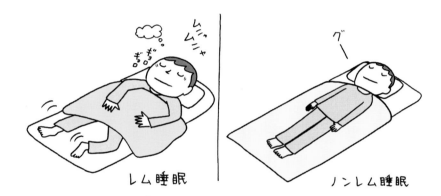

レム睡眠　　　　　　　ノンレム睡眠

参考文献

1)　Apfel CC, Läärä E, Koivuranta M, et al. A simplified risk score for predicting postoperative nausea and vomiting: conclusions from cross-validations between two centers. Anesthesiology 1999;91:693-700.

2)　Apfel CC, Korttila K, Abdalla M, et al; IMPACT Investigators. A factorial trial of six interventions for the prevention of postoperative nausea and vomiting. N Engl J Med 2004;350:2441-51.

3)　讃岐美智義. 吸入麻酔薬でも時間通りに覚醒させる？「キセル麻酔」もやります？. 貝沼関志 編著. 麻酔・救急・集中治療 専門医の極意？ さらにここまではやる critical care physician への技術と思想. 東京：真興交易医書出版；2001. p.72-6.

4)　Liang C, Ding M, Du F, et al. Sevoflurane/propofol coadministration provides better recovery than sevoflurane in combined general/epidural anesthesia: a randomized clinical trial. J Anesth 2014;28:721-6.

5)　櫻井　武. ＜眠り＞をめぐるミステリー 睡眠の不思議から脳を読み解く. 東京：NHK出版；2012. p.47.

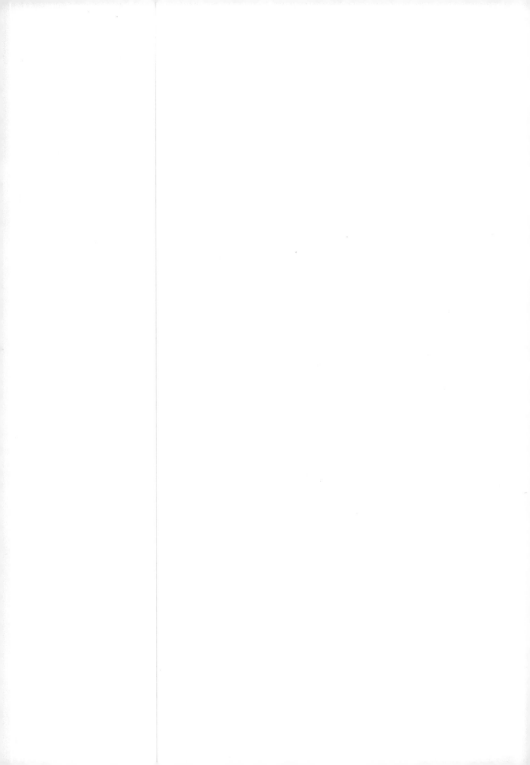

5章

術前の患者状態と全身管理計画

全身状態良好

ASAクラス分類と死亡率

「全身状態良好」とは、術前の患者状態がよいという意味である。

米国麻酔学会(American Society of Anesthesiologists：ASA)の術前患者のクラス分類では Physical Status（PS)がクラス1であり、(手術となる原因以外は)健康な患者のことを指す。

ASA分類には「手術が難しいから」とか「小さい手術だから」という尺度は入っていない。「患者の状態はよくないが、手術が小さいから PS クラス1でよいだろう」とは考えない。ただ患者の**「術前の全身状態のみ」を分類**するものである。患者の術前状態で分類すると、ASA の PS クラスが高いと死亡率も上昇することが報告されている(**表5-1**)[1, 2]。

術前の患者状態は、明らかに予後に影響することを肝に銘じて、術前評価をおろそかにしないのがよい。**手術という未来のことは分からないが、術前状態は過去から現在のことであるため評価できる**のだ。

術前評価において当該患者がハイリスクであるならば、術中管理においては、麻酔法や薬剤の選択および生体管理の方法が問題となる。術後においては手術や麻酔の影響あるいは患者状態の変化により合併症を引き起こさないような管理が求められる。すなわち、単に手術ができるか

表5-1　ASAの術前患者のクラス分類と死亡率[1, 2]

Physical Status	定義	死亡率(%)
クラス1	（手術となる原因以外は）健康な患者	0〜0.3
クラス2	軽度の全身疾患をもつ患者	0.3〜1.4
クラス3	重度の全身疾患をもつ患者	1.8〜5.4
クラス4	生命を脅かすような重度の全身疾患をもつ患者	7.8〜25.9
クラス5	手術なしでは24時間生存不可能な瀕死状態の患者	9.4〜57.9
クラス6	脳死患者の臓器摘出症例	—

緊急手術症例は上記にEをつけて表現する。

できないかという観点からではなく、合併症を引き起こさないための周術期管理という観点から、手術や麻酔を考えていく必要がある。

　わが国では2006年度の診療報酬改定によって「マスク又は気管内挿管による閉鎖循環式全身麻酔に規定する麻酔が困難な患者」として、全身麻酔に重症患者の加算点数が新設された。以後、追加修正（表5-2）され現在に

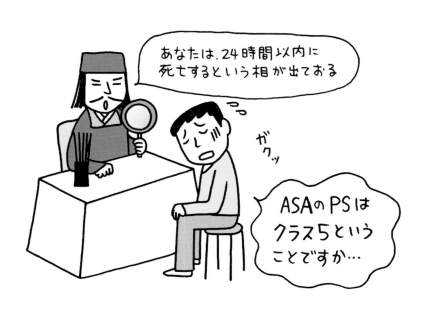

表5-2　麻酔が困難な患者

【通知 平成28年3月4日付け厚生労働省通知保医発0304第3号】 麻酔が困難な患者とは、以下に掲げるものをいい、麻酔前の状態により評価する	
ア	心不全（NYHA Ⅲ度以上）
イ	狭心症（CCS分類Ⅲ度以上）
ウ	心筋梗塞（発症後3月以内）
エ	大動脈閉鎖不全、僧帽弁閉鎖不全または三尖弁閉鎖不全（いずれも中等度以上のもの）
オ	大動脈弁狭窄（経大動脈弁血流速度4m/秒以上、大動脈弁平均圧較差40mmHg以上または大動脈弁口面積1cm^{2}以下）または僧帽弁狭窄（僧帽弁口面積1.5cm^{2}以下）
カ	植込型ペースメーカーまたは植込型除細動器を使用
キ	先天性心疾患（心臓カテーテル検査により平均肺動脈圧25mmHg以上または心臓超音波検査によりそれに相当する肺高血圧診断）
ク	肺動脈性高血圧症（心臓カテーテル検査により平均肺動脈圧25mmHg以上または心臓超音波検査によりそれに相当する肺高血圧診断）
ケ	呼吸不全（PaO$_2$ 60mmHg未満またはP/F比300未満）
コ	換気障害（1秒率70％未満かつ％VC70％未満）
サ	気管支喘息（治療が行われているにもかかわらず中発作以上の発作をくり返すもの）
シ	糖尿病〔HbA1cがJDS値で8.0％以上（NGSP値で8.4％以上）、空腹時血糖160mg/dL以上または食後2時間血糖220mg/dL以上〕
ス	腎不全（血清クレアチニン値4.0mg/dL以上）
セ	肝不全（Child-Pugh分類B以上）
ソ	貧血（Hb6.0g/dL未満）
タ	血液凝固能低下（PT-INR2.0以上）
チ	DICの患者
ツ	血小板減少（血小板5万/μL未満）
テ	敗血症（SIRSを伴うもの）
ト	ショック状態（収縮期血圧90mmHg未満）
ナ	完全脊髄損傷（第5胸椎より高位のもの）
ニ	心肺補助を行っている患者
ヌ	人工呼吸を行っている患者
ネ	透析を行っている患者
ノ	大動脈内バルーンパンピングを行っている患者
ハ	BMI 35以上

至っている。術前の患者評価分類である ASA の全身状態分類 ASA-PS（ASA physical status）と死亡率（**表5-1**）をみると、クラス3以上になれば死亡率は明らかに高くなっている。わが国の診療報酬でいう「麻酔が困難な患者」は、ASA-PS クラス3以上を想定していると考えられる。

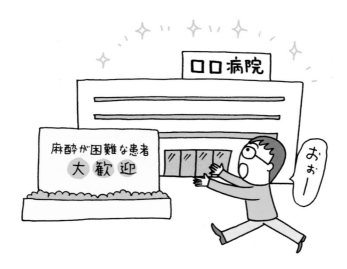

コラム：ASA の術前身体状態のクラス分類

ASA の術前身体状態のクラス分類は、当初[3]は、ASA-PS グレード1〜6まであり、このうち予定手術を ASA-PS グレード1〜4に分類していた。ASA-PS グレード5はグレード1と2の緊急手術、ASA-PS グレード6はグレード3と4の緊急手術のことを意味していた。この ASA 分類の元を作った Saklad 先生は、わが国に欧米の麻酔を伝導した人（1950年の日米連合医学教育者協議会による Dr. M. Saklad の講演）として知られている。

グレード1	内臓障害はなく、局所疾病のみ（全身障害なし）
グレード2	中等度の全身障害のあるもの
グレード3	高度の全身障害のあるもの
グレード4	生命を脅かすほどの全身障害があるもの
グレード5	グレード1、2であるが緊急手術をうけるもの
グレード6	グレード3、4であるが緊急手術をうけるもの

ASA-PS分類

ASA PS 分類	定義	成人例 これ以外もある	小児例 これ以外もある	産科例 これ以外もある
ASA I	健康な患者	健康な患者、非喫煙者、アルコールなしか、ごくわずか	健康（急性または慢性疾患なし）、年齢相応のBMI%	
ASA II	軽度の全身疾患をもつ患者	実質的な機能制限のない軽度の疾患。現在の喫煙者、飲酒する人、妊娠、肥満（30＜BMI＜40）、コントロールされた糖尿病／高血圧、軽度の肺疾患	症状のない先天性心疾患、コントロールされた不整脈、安定した喘息、コントロールされたてんかん、非インスリン依存性糖尿病、年齢に対するBMI異常、軽度／中等度のOSA、寛解している腫瘍状態、軽度の制限がある自閉症	正常な妊娠*、十分にコントロールされた妊娠性高血圧、重度の特徴をもたないコントロールされた子癇前症、食事療法でコントロールされた妊娠性DM
ASA III	重度の全身疾患をもつ患者	実質的な機能制限；1つ以上の中等度から重度の疾患。コントロール不良の糖尿病や高血圧、COPD、病的肥満（BMI≧40）、活動性肝炎、アルコール依存症または乱用、埋め込み型ペースメーカー、中程度のEF低下、定期的に透析を受けている末期腎障害、心筋梗塞（3ヵ月以上前）、脳血管疾患、TIA、冠動脈疾患／ステントの既往歴	未治療でも不変の先天性心疾患、喘息の増悪、コントロール不良のてんかん、インスリン依存性糖尿病、病的肥満、栄養失調、重度のOSA、腫瘍状態、腎不全、筋ジストロフィー、囊胞性線維症、臓器移植歴、脳・脊髄奇形、症候性水頭症、60週未満の未熟児PCA、重度の制限を伴う自閉症、代謝性疾患、困難気道、長期の非経口栄養、正期産乳児＜生後6週間	重篤な子癇前症、合併症をもつか大量にインスリンが必要な妊娠糖尿病、抗凝固療法を必要とする血栓性疾患
ASA IV	常に生命を脅かす重度の全身疾患をもつ患者	最近（3ヵ月未満）の心筋梗塞、脳血管障害、TIA、または冠動脈疾患／ステント、進行中の心筋虚血または重度の弁機能不全、重度の駆出率低下、ショック、敗血症、DIC、急性呼吸器疾患、または定期的に透析を受けていない末期腎障害	症状のある先天性心疾患、うっ血性心不全、未熟児の活動的な後遺症、急性低酸素性虚血性脳症、ショック、敗血症、DIC、自動植込み型除細動器、人工呼吸器依存状態、内分泌疾患、重度の外傷、重度の呼吸困難、進行した腫瘍状態	HELLPや他の有害事象をもつ重症の子癇前症、EF＜40の周産期心筋症、後天性または先天性の未治療／非代償性心疾患

| ASA V | 手術をしなければ生存が見込めない患者 | 腹部／胸部動脈瘤破裂、重篤な外傷、mass effect を伴う頭蓋内出血、重大な心疾患または多臓器／系統的障害を伴う虚血性腸疾患 | 大規模な外傷、mass effect を伴う頭蓋内出血、ECMO を必要とする患者、呼吸不全または停止、悪性高血圧、非代償性うっ血性心不全、肝性脳症、虚血性腸疾患または多臓器／系統的不全 | 子宮破裂 |
| ASA VI | 脳死患者が、ドナー目的で臓器を摘出する場合 | | | |

＊妊娠は病気ではないが妊婦の生理的状態は非妊娠の時とは明らかに異なるので、合併症のない妊娠はASA IIとした。

METsはダイエットの消費カロリー計算ではない

　以上を概観してみると、心肺機能障害の割合が大きい。術前評価で鍵を握るのは心肺機能、言い換えれば、**日常での運動能力の評価**である。この評価に関して近年では、METs（metabolic equivalents）による身体活動の強度が（安静時の何倍かという指標）（**表5-3**)[4])が用いられている。

表5-3　METs（metabolic equivalents）

運動別の消費エネルギー量が安静時の何乗かを示す 1.05×体重（kg）×METs数×運動時間（時）＝消費エネルギー（kcal）	
3METs	普通歩行（4km/時）、軽い筋トレ、バレーボール
4METs	速歩（6.4km/時）、ゴルフ、自転車、ボーリング、階段で3階まで楽に昇る
6METs	軽いジョギング、エアロビクス、階段昇降
8METs	ランニング、水泳、重い荷物を運ぶ

評価　良好：7METs超、中等度：4〜7METs、低下：4METs未満

4METs 以上あれば小手術は耐えうると判断。

　METsというのは、スポーツジムなどで運動強度の測定に使われる指標で、ダイエットにも役に立つ指標である。現在の麻酔科術前診察では、このMETsによる評価が用いられ、**4METs以上あれば小手術は耐えうると判断される**。

　大切なのは、該当患者の周術期のリスク因子と運動能力を認識すべきである。合併症を引き起こさない周術期管理につなげることである。

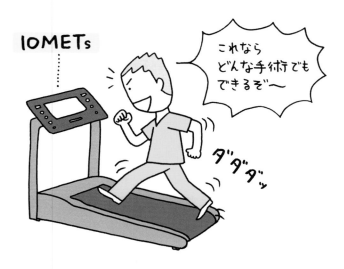

参考文献

1)　American Society of Anesthesiologists. New classification of physical status. Anesthesiology 1963;24:111.
2)　Wolters U, Wolf T, Stützer H, et al. ASA classification and perioperative variables as predictors of postoperative outcome. Br J Anaesth 1996;77:217–22.
3)　Saklad M. Grading of patients for surgical procedures. Anesthesiology 1941;2:281–4.
4)　讃岐美智義. 麻酔科研修チェックノート 改訂第7版. 東京；羊土社：2022. p.40.
5)　American Society of Anesthesiologists. ASA physical status classification system. https://www.asahq.org/-/media/sites/asahq/files/public/resources/standards-guidelines/asa-physical-status-classification-system.pdf

術前診察

麻酔科術前診察では何を見るのか

　術前診察とは、手術前に手術に関連した検査の過程で、患者の状態を評価するために行うものである（**表5-4**）。手術を行うためには、手術手技、手術によって影響を及ぼす範囲を想定して、手術手技がおよぶ部位の状

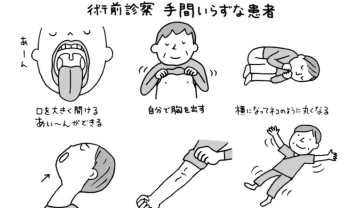

術前診察　手間いらずな患者

口を大きく開ける
あい～んができる

自分で胸を出す

横になってネコのように丸くなる

頸を後ろにそらす

腕をまくって見せて、太い静脈が
腕（前腕）にあるのをアピール

手足を大きく動かして
動きにくいところが
ないのをアピール

態を評価する。一方、麻酔の術前診察は、麻酔によって影響を及ぼす、もしくは麻酔管理をする上で必要な部位の診察を行う。アレルギーや過去の麻酔で異常がなかったかどうかを確認することも必須である。問診やカルテからあらかじめ情報を得てから診察を行う。

表5-4　診察項目

(1)問診とカルテからの情報
・現病歴
・手術歴(麻酔合併症の既往)
覚醒遅延、悪心・嘔吐、嗄声、頭痛
・アレルギーの有無
・術前合併症
・喫煙、飲酒
・フルストマック(最終経口摂取の時間)
・イレウス、妊婦
(2)身体所見
・神経系(意識レベル、末梢知覚、運動麻痺)
・循環器系(血圧、脈拍、心音聴診)、METs(運動能力)
・呼吸器系(せき、痰、呼吸音聴診、呼吸数とパターン)
・気道系(MOANS)
・血液凝固、紫斑とあざ
・肥満(BMI)
・手技を行う場所の状態(脊柱、四肢、頸部、皮膚)
(3)術前検査
・肺機能検査
・胸部X線
・血液ガス検査
・心電図
・心エコー、心筋シンチグラフィ、冠動脈造影
・血液・生化学検査(血算、肝機能、腎機能、血液凝固)

術前診察時のToDo

患者確認

術前診察と評価
- 手術の対象となる外科的疾患と予定術式
- 全身状態と内科的合併症の重症度
- 麻酔そのもののリスク評価

麻酔計画 (麻酔法決定と麻酔戦略)

インフォームドコンセント (麻酔承諾書)

術前指示 (常用薬中止継続指示、手術室入室指示)

☐麻酔の活用

「術前診察の際、どんなことを話せば患者の心をつかめるのだろうか?」と考えたことはないだろうか?

私は、麻酔科医として短時間でどのように患者とコミュニケーションをとろうかと、ずっと考えてきた。

自分が主治医であれば、何度も回診するし、病棟を歩いていれば何度も顔を合わせるため、患者の気持ちをつかむのに時間をかけることができる。

しかし麻酔科医はどうだろう。手術前に患者に会うのは普通1回で、それも手術前日かせいぜい数日前で、いよいよ手術が近づいたとき。術前診察という目的で患者の状態を把握するために、術前診察室に来てもらうか、患者の病室を訪問するだけ。

こんなにチャンスが少ないのに、こちらの聞きたいことだけ一方的に聞くというのでは、到底患者の心はつかめない。

　初めて会う患者とどのようにして会話をかわせば、こちらに引き込むことができるのか？

　いわゆる、口麻酔のワザを紹介しよう。

①麻酔科問診表をあらかじめ渡して、書いてもらっておく（これは、既往歴を把握するのにも役立つが、私は主として患者の不安や性格を把握するのに使用している。麻酔科医は患者に会う回数が少ないのだから、こういった問診表を利用して、前もってその患者に関する情報を収集することが大切である。したがって、○をつけるだけの問診表ではいけない）。

②患者が術前診察室に入って来たらまず、元気よく明るく挨拶する。

③麻酔科の型通りの診察を行う。

④話をしながら患者の表情、反応に応じて麻酔の説明を行う。世間話などで会話がはずむならば、まず問題ない。

⑤**問題がありそうだと判断**したならば、**患者の今一番困っていることを話題**にし悩みを聞き出す（これがうまくいけば、あとは簡単である）。

⑥このときに、**必ず患者の悩みに同調することが大切**である。

⑦同調した後、少しずつ患者の悩みから、麻酔の話へ引き込む。

⑧麻酔は苦痛を与えないものであるという点と手術侵襲からあなたの身を守ることができることを強調する。さらに今回の麻酔は、いつどんな時もあなたの状態に合わせたオーダーメイドの麻酔であることを付け加える。

⑨とにかく、**あなたのために行うのだということを強調**する。

　説明は、終始メリハリのある声や口調で行う。自信のない声での説明は、かえって患者を不安にさせる。また、表情も相手がどんな態度に出ても穏やかにしておく。同じ説明を行っても、麻酔科医の表情や態度が悪ければ、かえって患者は不安になる。

　これらのワザを駆使して患者の気持ちを引きつけたら、あとは当日の

麻酔導入（入眠）までに苦痛を与えずに麻酔を行うことである（前日に説明したことが嘘であってはいけない）。日常の臨床麻酔における個々の技術を磨いておくことが重要である。

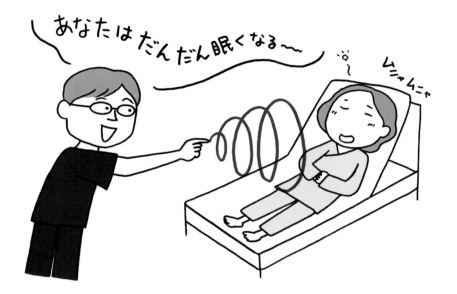

参考文献
1) 讃岐美智義. 手術は「恐くない、しんどくない」と感じさせる麻酔のやりかた―床屋さんに行くような気持ちで手術を受けに行く. 貝沼関志 編著. 麻酔・救急・集中治療専門医の極意―さらにここまではやる critical care physician への技術と思想. 東京；真興交易医書出版部：2001. p.1-5.

手術侵襲（手術手技）と
患者術前評価

循環器に問題なければ全身麻酔は可能か

　よくある話。

　外科レジデントが、循環器内科に術前紹介をすると、手術内容も考え
ずに「全身的には、問題はございません。耐術です」などという返事が返っ
てくることがある。

　循環器内科医は、「循環器内科的には問題ない」ということを述べてい
るにすぎない。外科レジデントがそれを見て、「問題ないので手術ができ
る」と判断する。

　循環器内科の回答を見た瞬間に、思考停止を起こしてしまう。手術直
前になって、外科の指導医や麻酔科医の判断で、術前評価不十分で手術
が延期になることさえある。

　例えば心臓は悪くないが、1秒率が30％を切っていたり、長期臥床だっ
たりする。また、体重が130kgなどと全身麻酔を導入するのにとても問
題がある症例だったりする。

　心臓が元気なら手術や麻酔ができるというのは、あまりにも未熟すぎ
である。極論を言えば、心臓は悪くても術前に PCPS や IABP などの機
械的補助をつければ、麻酔は可能である。

それよりも**大切なのは、どんな手術をどんな人に行うか、どんな方法で麻酔管理を行うか、術後はどうするのかであって、「できるかできないか」の答えのみを短絡的に求めるのではない。心臓のみで人は生きているわけではない。**

　術前紹介の目的は、全身状態や術式、麻酔をどうするかの上で、大局的に目的とする手術が行える可能性を見出すことである。難しい場合は、縮小手術になる可能性もある。

　例えば、全身麻酔がどうしても必要で、人工呼吸を行った場合、呼吸機能が極端に悪い症例や全身が衰弱している症例は、手術が終了したとしても人工呼吸器から離脱できない可能性がある。そういった場合、術前にどうするのか、術中管理はどうするのか、術後管理の戦略はどうか、手術の術式は見直せないのかなどを考えることも必要である。また、術前の呼吸や筋力などのリハビリや栄養状態の改善をする時間があれば、体力を戻してから手術に臨むことが大切である。

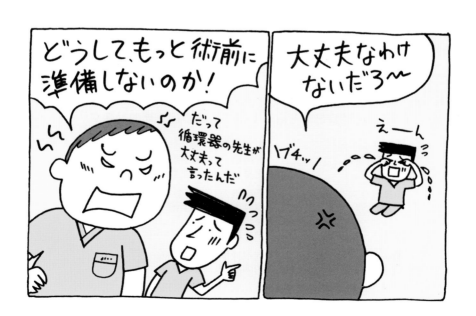

よくある合併症

循環器疾患

「非心臓手術における合併心疾患の評価と管理に関するガイドライン」[1]によれば、手術の種類による心血管合併症のリスク分類（**表5-5**）が示されている。また、ハイリスク患者においては術前から内服している薬剤があり、それらによって手術が制限される可能性がある。特に抗血小板薬や抗凝固薬（**表5-6**）は重要であり、ON-OFF のタイミングを逃さないように、該当する診療科に術前に紹介する必要がある。

表5-5　心臓合併症を起こしやすい非心臓手術のリスク[1]

高リスク手術 （心臓合併症　5％以上）	大きな緊急手術（特に高齢者） 大動脈、主血管手術、末梢血管手術 大量の輸液、出血を伴う長時間手術
中等度リスク手術 （心臓合併症　5％未満）	頸動脈内膜剥離術、頭頸部手術 腹腔内、胸腔内手術 整形外科手術 前立腺手術
低リスク手術 （心臓合併症　1％未満）	内視鏡手術、体表手術 白内障、乳房手術

表5-6　主な抗血栓薬と中止の目安[2)]

	商品名	一般名	中止目安	作用機序
抗血小板薬〈不可逆的〉	プラビックス® パナルジン® エフィエント®	クロピドグレル チクロピジン プラスグレル	10〜14日	cAMP増加 （P2Y12阻害）
	バファリン81® バイアスピリン® タケルダ®*1	アスピリン	7〜10日	TXA_2合成抑制
	コンプラビン®*2	アスピリン＋ クロピドグレル	10〜14日	上記2つの組み合わせ
抗血小板薬〈可逆的〉	エパデール®	EPA	7〜10日	TXA_2産生抑制、TXA_3合成促進
	プレタール®	シロスタゾール	4日	cAMP増加
	ペルサンチン®	ジピリダモール	2日	cGMP増加
	ドルナー® プロサイリン®	ベラプロストNa	1日	PGI_2誘導体
	オパルモン® プロレナール®	リマプロスト		PGE_1誘導体
	アンプラーグ®	サルポグレラート		5-HT_2阻害
	カタクロット® キサンボン®	オザグレルNa		TXA_2選択的阻害
	ロコルナール®	トラピジル		TXA_2抑制
	コメリアン®	ジラゼプ		ホスホリパーゼ活性抑制
抗凝固薬〈可逆的〉	ワーファリン®*3	ワルファリン	4日	ビタミンK依存性凝固因子阻害
	ヘパ・ヘパリン®*4	未分画ヘパリン	6時間	ATⅢのXa阻害
	フラグミン®*5	ダルテパリン	1日	
	クレキサン®*5	エノキサパリン	1日	
	オルガラン®	ダナパロイドNa	2日	
抗凝固薬〈不可逆的〉	プラザキサ®	ダビガトラン	2日	抗トロンビン*4
	イグザレルト®	リバーロキサバン	1〜2日	Xa阻害
	リクシアナ®	エドキサバン		
	エリキュース®	アピキサバン	2〜4日	
	アリクストラ®	フォンダパリヌクス	2日 （36時間）	

*1アスピリン100mg＋タケプロン®（PPI）の合剤、*2アスピリン100mg＋プラビックス®の合剤、*3PT-INRでモニタリング、ビタミンKで拮抗、*4APTTでモニタリング、プロタミンで拮抗、*5低分子ヘパリン、APTTは延長しにくい

　これに関して、近年増えてきた薬剤溶出性ステント（drug eluting stent：DES）が入っている虚血性心疾患患者[1]では、手術時期の決定だけでなく手術に際して、抗血小板薬を内服させたまま手術を行わなければならない場合があり、手術時や手術後の出血に注意が必要である。

　DESは従来のベアメタルステント（bare metal stent：BMS）の内腔に免疫抑制剤を施してあるため、ステント内血栓症を誘発する恐れがあり、長期間にわたり抗血小板薬内服が必要である。**BMS留置の場合は1ヵ月以上、DES留置の場合は1年以上**（場合によっては6ヵ月以上）の間隔を開けて非心臓手術の実施を考慮する（**表5-7**）[3]とされているため、抗血小板薬（アスピリンまたはアスピリン／チエノピリジン系薬剤）内服のままの手術になるのか、手術時期の検討や手術内容の変更も迫られることがある。

　そのため、冠動脈ステント留置患者の場合には、麻酔科と手術担当科だけでなく循環器内科に相談する必要があり、予定手術では手術内容とその時期が大きく変化する可能性がある。

　また、虚血性心疾患患者への術前冠動脈再建術（percutaneous coronary intervention：PCI）については、状態の安定した非心臓手術予定患者への予防的なPCIは推奨されない。

表5-7　冠動脈ステント留置患者の非心臓手術方針[3]

1：BMSないしDESを留置して4～6週以内に緊急の非心臓手術を行う場合は、出血リスクがステント血栓症のリスクを上回る場合を除いて抗血小板薬2剤併用療法（dual antiplatelet therapy：DAPT、アスピリン／チエノピリジン系抗血小板薬［クロピドグレル］）を継続すべきである。

2：冠動脈ステントを留置している患者でチエノピリジン系抗血小板薬を中止する必要のある外科手技を行わなければならない時は、アスピリンのみを継続し可能な限り早期にチエノピリジン系を再開する。

3：周術期の抗血小板薬は外科医、麻酔科医、循環器医、患者の意見を聞いて決定し、ステント血栓症と出血のリスクをよく考慮する。

虚血性心疾患を薬物コントロールした状態で手術を施行するため、術中・術後に関しても注意深く管理する必要がある。

高血圧患者に関して[4)]は、周術期の循環変動が大きいため周術期心事象リスクが高いとされている。

術前血圧は可能な限り術前コントロールを行うが、近年は長時間作用する薬剤も発売されているため**術当日の投薬に注意が必要**である。β遮断薬やCa拮抗薬などは術当日の朝まで内服させることが多いが、特に**ACE阻害薬、ARB内服患者は要注意で、周術期低血圧を頻繁に起こすため、前日で内服を中止する必要**がある。利尿薬治療は、術当日まで継続可能だが、特に高齢者で、循環血液量減少や電解質異常を起こす場合がある時には術当日は中止する。

また、未治療の高血圧があると、麻酔中の血圧が不安定となることが多い。

高血圧患者に多い左室肥大では、脳卒中、心筋梗塞といった合併症を術後に起こす頻度が高くなるため、その存在に注意を払う必要がある。

手術中の止血に頻繁に使用されるアドレナリン希釈液は、循環器疾患合併症患者には要注意で、不用意な使用で術中に重篤な合併症を発症させる可能性がある。

呼吸器疾患

最近の上気道感染症の既往は、特に小児において、全身麻酔導入および覚醒時の気管支痙攣、喉頭痙攣などの肺合併症を起こしやすくする。麻酔導入後や気管挿管後に、気道の粘液閉塞と気管支痙攣を伴う喘息発作が起こることがある。急性呼吸器疾患に関する限り、術前の呼吸器症状の増悪を見逃さないようにすることが大切である。

一方、慢性閉塞性肺疾患(chronic obstructive pulmonary disease：

COPD) などの慢性呼吸器疾患では、喫煙の影響をなくすことが必要であり、**術前の禁煙指導が大切**である。有効な禁煙期間[5]については議論があるが、血中一酸化炭素ヘモグロビン濃度などは24時間で低下するため、最低でも1日以上の禁煙を指導する。しかし術後肺合併症を減少させるには、6〜8週間の禁煙をすべきであるとする論文もあるため、長期の禁煙を待って手術を計画するかどうかは、手術時期と患者の状態を天秤にかける必要がある。肺合併症が予測される症例においては、**術後ではなく術前より呼吸器リハビリの介入**が必要である。

　予定手術においては、術後の肺合併症を引き起こさないことが大切であり、呼吸器障害によって重篤な状態に陥ることだけは避けるべきである。

糖尿病

　従来は糖尿病患者の周術期管理といえば、血糖のコントロールばかりが強調されてきた。

　血糖コントロールも大切ではあるが、血糖調整を行った上でさらに考えておくべき事項を取り上げる。

　まず、**糖尿病の3大合併症である自律神経系障害**により、**胃不全麻痺や胃食道逆流**などを引き起こすことに注目する必要がある。さらに、滑膜のグリコシル化に起因する顎関節や頚椎の関節炎により、**挿管困難**となることもある。胃食道逆流症状を伴う裂孔ヘルニアは、誤嚥のリスクを高くするので、麻酔法の変更（例えば、意識下挿管や迅速導入）が必要になる。

　糖尿病で注意すべきは虚血性心疾患で、特に**無痛性心筋梗塞[6]**に注意すべきである。典型的な症状が出ないまま心機能が悪化して、周術期管理中に死亡に至る可能性がある。**周術期の心筋梗塞[7]は手術日を含めて3日間に多いとされているため、手術当日以降も注意が必要**である。

その他に考慮する因子に関しては、腎不全・透析患者、肝機能障害・肝不全、出血傾向や播種性血管内凝固症候群(disseminated intravascular coagulation：DIC)、貧血、全身性炎症反応症候群(systemic inflammatory response syndrome：SIRS)、ショック状態、人工呼吸、心肺補助、IABP 装着症例、エホバの証人、80歳以上の高齢、悪性高熱の既往、甲状腺機能障害、ステロイドカバー、高度侵襲手術などがある。

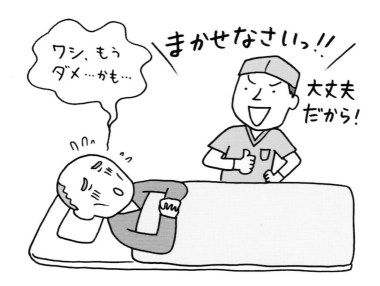

参考文献
1)　岡本浩嗣．冠動脈ステント（ベアメタルステントまたは薬剤溶出性ステント）が入っている．高崎眞弓，河本昌志，川真田樹人，他（編集）．麻酔科トラブルシューティング AtoZ．東京；文光堂：2010. p.104-5.
2)　讃岐美智義．改訂版麻酔科薬剤ノート．東京：羊土社：2014. p.259.
3)　Fleisher LA, Fleischmann KE, Auerbach AD, et al. 2014 ACC/AHA Guideline on Perioperative Cardiovascular Evaluation and Management of Patients Undergoing Noncardiac Surgery: Executive Summary: A Report of the American College of Cardiology/American Heart Association Task Force on Practice Guidelines. Circulation 2014;130:2215-45.
4)　永田洋一，白石義人．利尿薬の長期服用がある．高崎眞弓，河本昌志，川真田樹人，他（編集）．麻酔科トラブルシューティング AtoZ. 東京；文光堂：2010. p.62-3.
5)　Warner DO. Helping surgical patients quit smoking: why, when, and how. Anesth Analg 2005;101:481-7.
6)　Badner NH, Knill RL, Brown JE, et al. Myocardial infraction after noncardiac surgery. Anesthesiology 1998;88:572-8.
7)　Acharya DU, Shekhar YC, Aggarwal A, et al. Lack of pain during myocardial infarction in diabetics--is autonomic dysfunction responsible? Am J Cardiol 1991;68:793-6.

術前内服薬は
どうするのか

　術前内服薬は、飲水や食事が指示で止まっていても経口摂取が可能なら少量の水で内服可能である。ただし、イレウスなどで本当に水分の摂取も中止されている場合には、経口投与は行わない。これが基本原則である。「少量の水とはどのくらいか？」という質問がくるが、これは一口（ゴクッ）である。ゴクゴクはいけない。

　では、何を内服して何を中止するか。
　継続する薬は問題ない。継続指示を出すだけである。
　問題は**手術当日だけ中止、何日も前から中止**する必要がある薬や**変更**をしなければならない薬である。
　入院してきた時はすでに手遅れ、薬を中止できていなくて手術が延期になることすらある。注意点として、**DES ステントが挿入されている場合は、バイアスピリンなどの抗血小板薬は内服したまま手術**を行うことが多い。また、**降圧薬は通常は継続**だが、**ACE 阻害薬、AⅡ受容体拮抗薬（ARB）については、手術当日朝は中止**にする。

参考文献
1) 　2022年改訂版 非心臓手術における合併心疾患の評価と管理に関するガイドライン. https://www.j-circ.or.jp/cms/wp-content/uploads/2022/03/JCS2022_hiraoka.pdf
2) 　糖尿病治療における SGLT2阻害薬の適正使用に関する Recommendation. http://www.fa.kyorin.co.jp/jds/uploads/recommendation_SGLT2.pdf

継続

- 降圧薬

  （例外：ACE 阻害薬、AⅡ受容体拮抗薬（ARB）は、手術当日朝は中止）
- 抗不整脈薬
- 冠血管拡張薬
- 気管支拡張薬
- 抗てんかん薬
- 抗パーキンソン薬
- 抗甲状腺薬やチラージン

変更

- 糖尿病薬、インスリン：短時間作用性のインスリンへ変更

中止

- 経口糖尿病薬：当日朝中止（食事をしないときは内服しない）

  SGLT2阻害薬は手術3日前に中止[2]
- 抗血栓薬、抗凝固薬（中止時期と種類は p.249参照）：

  クロピドグレル、バイアスピリンは、継続か中止かを手術担当科、投与している専門医、麻酔科で協議して判断する！

  上記の例外でなければ、中止するか半減期の短いヘパリンに変更する。その場合は手術 4～6 時間前に中止し活性化全血凝固時間（activated clotting time：ACT）をチェックして手術に臨む。
- ワルファリン：INR 1.8 以上の場合はビタミン K による拮抗や新鮮凍結血漿（fresh frozen plasma：FFP）の準備が必要である。

手術2週間前（中止できない場合には、副作用に注意）

- 三環系抗うつ薬：麻酔薬作用増強作用があり血圧低下や覚醒遅延に苦しむ。ノルアドレナリン持続静注ぐらいしか効かないことがある。イミプラミン、アミトリプチリンなど。
- MAO 阻害薬：交感神経刺激作用増強（ペチジンとの併用で強度の呼吸抑制、錯乱、痙攣、発熱などの中枢神経興奮：セロトニン症候群）。

肺塞栓予防の
ガイドライン

　急性の肺血栓・塞栓症は、心筋梗塞、大動脈解離などと並ぶ三大血管疾病であり、死亡率も高い。肺塞栓症の90％は深部静脈血栓症に起因する[1]。特に、手術を受ける患者で術前合併症に肺血栓塞栓の要因がある患者はもちろんだが、手術の種類によって発症リスクが変わる[1~3]。現在では、ガイドラインが策定され、**術前からその発症リスクに応じて対策を立てることが推奨**されている。特に、成人（18歳以上）の入院患者を対象とした静脈血栓塞栓症の一次予防については、**肺血栓塞栓症および深部静脈血栓症の診断，治療，予防に関するガイドライン（2017年改訂版）**[2]に詳しい。一般外科手術、泌尿器科手術、婦人科手術、産科領域、整形外科手術、脳神経外科手術、重度外傷、脊髄損傷、熱傷、内科領域の一次予防に関してそれぞれ詳細な内容が記載されているのでこのガイドラインを熟読することをオススメする。また、血栓予防のために投与している抗凝固薬と神経ブロック（脊椎麻酔・硬膜外麻酔）穿刺や硬膜外カテーテル抜去に関しても言及している。**表5-8**および**表5-9**にまとめておこう。

表5-8 肺血栓塞栓症/深部静脈血栓症のリスク分類[1~3]

分類	要因
1)手術リスク	
低リスク	60歳未満の非大手術、40歳未満の大手術、上肢手術、開頭術以外の脳外、婦人科の30分内の手術、正常分娩
中リスク	60歳以上あるいは危険因子のある非大手術、40歳以上あるいは危険因子のある大手術、脊椎手術、骨盤・下肢手術、脳腫瘍以外の開頭術、婦人科の良性疾患手術、帝王切開
高リスク	重度外傷、重度熱傷、重度脊損、40歳以上の癌の大手術、股関節全置換術、膝間接全置換術、股関節骨折手術、脳腫瘍の開頭術、骨盤内悪性腫瘍根治術、高度肥満の帝王切開
最高リスク	静脈血栓症既往や血栓性素因(抗リン脂質抗体症候群など)のある手術
2)危険因子の強度	
弱い	肥満(BMI＞26.4)、エストロゲン(ホルモン補充)治療、下肢静脈瘤
中等度	70歳以上の高齢、長期臥床、うっ血性心不全、呼吸不全、進行癌、中心静脈カテーテル留置、癌化学療法、重症感染症
強い	静脈血栓塞栓症の既往、血栓性素因、下肢麻痺、下肢ギプス包帯固定
3)予防法の選択	
低リスク群	早期離床および積極的な運動
中リスク群	弾性ストッキングまたは間歇的空気圧迫法
高リスク群	間歇的空気圧迫法または低用量未分画ヘパリン
最高リスク群	間歇的空気圧迫法(または弾性ストッキング)と低用量未分画ヘパリン(8時間もしくは12時間ごとに未分画ヘパリン5,000単位を皮下注)

本表は肺血栓塞栓症/シング静脈血栓症(静脈血栓塞栓症)予防ガイドライン(第2版)をもとに、著者が作成したものである。ガイドラインの詳細は、http://ja-sper.org/guideline2/を参照。

表5-9　脊椎麻酔・硬膜外麻酔穿刺と抜去[2]

1）未分画ヘパリン	
穿刺、挿入操作	低用量では皮下注から4時間あける 高濃度では最終投与から10時間あける
未分画ヘパリン投与	穿刺、挿入操作から1時間後
カテーテル抜去	投与の1時間前、または最終投与から2〜4時間後
2）ワルファリン	
脊椎麻酔や硬膜外麻酔の 穿刺、挿入操作	手術前3〜4日前に投与中止 未分画ヘパリン 10,000〜15,000単位/日に変更 脊椎麻酔や硬膜外麻酔施行2〜4時間前に中止 ブロックの直前にPT- INR＜1.5 or ACT＜180秒
硬膜外カテーテル挿入中	ワルファリン投与が術前36時間以前から行われていた場合、PT-INRの測定をカテーテル抜去まで繰り返し抗凝固状態を評価 PT-INR＞3となった場合、ワルファリン中断または減量
カテーテル抜去	PT-INR＜1.5で行う

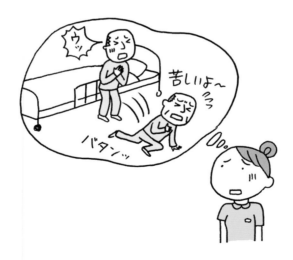

参考文献

1) 肺血栓塞栓症および深部静脈血栓症の診断，治療，予防に関するガイドライン（2017年改訂版）.
https://js-phlebology.jp/wp/wp-content/uploads/2019/03/JCS2017_ito_h.pdf
2) 讃岐美智義. 麻酔科研修チェックノート　第7版. 東京；羊土社：2022. p.425.

6章

術後の患者

術直後と術後

麻酔科医の責任範囲

　麻酔から覚醒すると、それまで麻酔によってカバーされていたことが明らかになる。

　術中の体温低下は覚醒時のシバリングを引き起こし、ふるえから高血圧、頻脈となる。通常は覚醒するはずなのに、覚醒が悪く自発呼吸ではおぼつかない状態（覚醒遅延）、覚醒させると興奮した状態、あるいは術直後の痛みのために循環や呼吸状態が悪いこともある。

　麻酔状態にしたならば、きちんと覚醒させる（少なくとも安静が保てる状態＝麻酔の影響がなく苦痛のない状態をつくる）必要がある。この"きちんと"というのが、**麻酔科医の責任範囲**である。

　これまで述べてきたように、全身麻酔は、手術侵襲を生体がまともに受けないように、意識・知覚・運動・自律（神経系）、呼吸、循環、代謝などを犠牲にする。これは、術中管理で麻酔科医がサポート（介入）することで、生体のホメオスタシスが崩れないようにしている。麻酔を覚醒させたときも、同じようにホメオスタシスが保てる状態を維持する必要があるのだ。

ただ単に麻酔薬を OFF にして麻酔効果が切れれば、麻酔の覚醒という
わけではない。麻酔の覚醒とは、**麻酔薬の影響がなくなった時、患者が
自分でホメオスタシスが保てる状態を維持できる**ことである。もっと言
えば、患者が、手術および麻酔終了直後に、痛みなく、苦しくなく、生
命の危機に陥らないようにすることである。

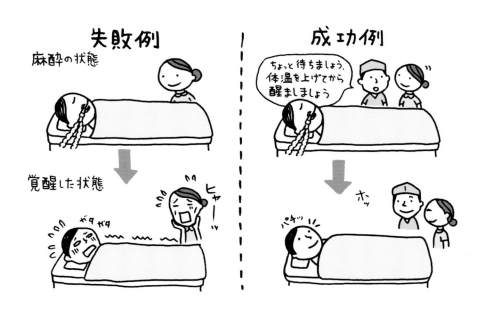

術直後、術後とは

　術後とは、どの時点からを言うのであろうか？

　手術が終了したら術後であるとすれば、手術室にいても術後である。

　また、術直後とは、手術が終わってどの時点までを言うのであろうか。

　手術室にいる間、麻酔が完全に覚醒するまで、病棟に帰って床上安静が解除されるまで、手術当日、いずれも正しいかもしれないし、いずれも間違っているかもしれない。職種、病院、診療科、担当部門などにより扱いが異なるのだ。

　術直後と術後に関しては、詳細な定義はないと考えられるため、讃岐塾では、**術直後とは立位、自立歩行ができない（ベッドから離れられない）時期**※とする。術後とは、「**術後30日以内に死亡した死を手術による直接死亡**」と考えることより、**手術後30日**までを呼ぶことにする（**図6-1**）。

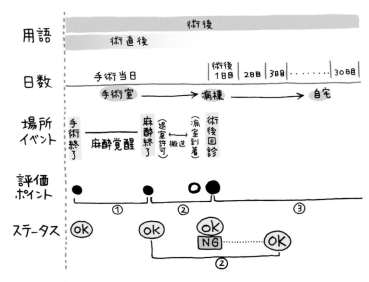

図6-1　術後を意味するさまざまな時期と麻酔科医の責任範囲

①手術室内での術直後、② OK になるまでが術直後（讃岐塾基準）、③麻酔というより手術の影響からの回復。

術前診察・術中麻酔管理に加えて、術後の患者を麻酔科標榜医が診察し所定の記録を残すと「麻酔管理料」の保険点数を請求できる。この診察は、手術当日でなく手術翌日に行う必要がある。**手術翌日に患者の診察を麻酔科医が行うこと考えると、何も有害事象が起こっていない場合は、術後24時間程度が麻酔科医の責任範囲であろうと考えられる。**

　病棟に帰した患者であれば、手術翌日に回診に行って立位、自立歩行が可能であれば OK である。要するに、讃岐塾の術直後の時期までは、麻酔科医として気にかけておく必要がある。また、麻酔科医が術後鎮痛のために PCA、PCEA を行っている場合は、その終了までフォローする。**何らかの理由で、麻酔から覚醒させずに ICU で管理している患者においては、その時期の患者管理は主治医が行っていたとしても、術直後の状態を脱するまで**が麻酔科医の責任範囲と考えている。

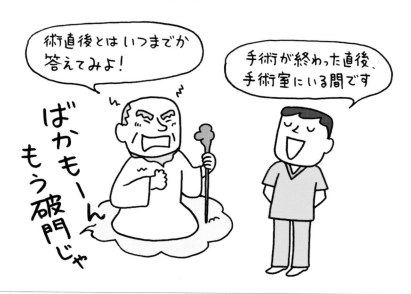

※能力的には可能である（立位、自立歩行能力が回復していると見なされる）が、手術部位の安静のためにベッドから離れられないのは含まない。はじめから立位、自立歩行ができない場合は、もとのレベルに至るまで。飲水、食事に関しては手術のために止められているのでなければ、当然可能であること。

正常な術後患者とは

快適な術後と、うまい麻酔

　正常な術後患者というのはどんな状態なのか？

　術前の状態によっても異なるが、それ以上に大切なのは、**生命に危険がないこと、苦痛がないこと**である。

　「苦痛がない」というのは、完全に麻酔から覚醒している状態では、患者が「何ともない」と答えてくれることである。

　しんどくない、つらくない、痛くない、気持ち悪くないことである。気持ち悪いというのは、悪心・嘔吐であるが、ただ単に麻酔薬の副作用のみを言っているのではない。心拍出量が低下したり、血圧が下がっても気分不良を訴える。低酸素も気分不良につながるため同様である。

　このようなことから、**生命危機の初発症状は「気分不良」**であることも多い。全身状態の把握には、**すべてのバイタルサインが安定している**ことが必須なのは言うまでもない。

術直後の評価ポイント

（1）麻酔覚醒時、抜管時評価

抜管時の評価
□麻酔覚醒している
- ・呼びかけに反応
- ・簡単な命令に従える
- ・自発開眼と追視がある

□低体温になっていない（35℃台では抜管しない）

□すべてのバイタルサイン（血圧、脈拍、SpO₂）が安定している

□筋弛緩薬の作用から回復している（TOF ＞90％）

□咳・嚥下などの気道防御反射がある

□自発呼吸が確立している

□十分な換気量がある（TV ＞5mL/kg）

□抜管しても気道閉塞を生じない（リークテストで漏れがある）

　抜管時の評価で、バイタルサイン（呼吸、循環、体温）が安定していない、気道反射がない（気管吸引しても咳をしない）、自発呼吸が確立していない、換気量が少ない（TV ＜5mL/kg）[1]、リークテスト（抜管前に気管チューブのカフを抜いてみて、気道に30cmH₂O 以下の圧をかけると空気が漏れる）で全くリークがない、血液ガス分析で人工呼吸中の P/F 比 ＜250〜200である[1]、というのは十分に覚醒していないか、呼吸、気道に問題があるということである。

　このような状態で抜管し、完全に覚醒させれば苦しがる可能性は高いどころか、生命に危険を生じてしまう可能性がある。

　なお、「麻酔覚醒している」というのは、呼びかけに反応する、簡単な命令に従える、自発開眼と追視がある（目が合う）という程度の覚醒具合で、完全覚醒のことではない。

（2）手術室から退室するときの評価

手術室退室基準(一般病棟への)

□意識

・昏睡(resedation など)ではない

・著しい興奮状態ではない

・簡単な命令に従える(手足の動き確認、生年月日が言える)

□呼吸

・抜管されている

・気道閉塞がない

・気道反射が保たれている

・$SpO_2 > 96\%$ （O_2投与下でもよい）

・呼吸数　8〜25回

・呼吸音に問題がない

□循環

・術前血圧の±30％以内

・心拍数安定、不整脈がない

・ドレーン、出血に問題がない

□痛み、悪心・嘔吐

・痛みが許容範囲

・悪心・嘔吐が許容範囲

□体温とシバリング

・深部温　36.0℃以上

・シバリングなし

□区域麻酔の効果

・麻酔域(運動および感覚)が許容範囲

・硬膜外カテーテルから局所麻酔をボーラス投与して30分以上経過

※腰部以上の硬膜外麻酔併用であれば膝立や足首の動きを確認すること

この評価をもう少し簡単にしたものが、改変 Aldrete Score（**表6-1**）[2]である。

意識、呼吸、循環、痛みと悪心・嘔吐、体温・シバリング、区域麻酔の効果について評価して、退室前には状態を記録する。病棟には、**簡単なモニタリング（最低でも SpO$_2$モニター）を行い、酸素投与**をしながら搬送する。基本を怠ってはいけない。

（3）手術翌日、病棟回診の時の評価

術後回診（手術翌日）【一般病棟、ICU 共通】

□意識

□呼吸（呼吸数、SpO$_2$、血液ガス）

□循環（尿量、血圧、心拍数、不整脈）

□輸液（IN-OUT バランス、電解質、血算、ドレーン、尿量）

□胸部 X 線

□痛み（強さ、鎮痛薬の使用状況）

□悪心・嘔吐

□頭痛（特に脊椎麻酔後）

□麻酔の合併症やトラブル（嗄声・神経障害など）

□術中覚醒の有無

□（飲水、食事が始まっていれば）摂取状況

□ベッド上安静、坐位、立位、歩行などの状況

しっかり覚醒しているのなら、患者へのインタビューが中心になる。ICU に入室の重症患者であれば、バイタルサインや IN-OUT バランス、カテコラミン、循環、呼吸状態の評価が中心となる。

表6-1　改変Aldrete Score（アルドレートスコア）[2]

項目	スコア
意識レベル	
覚醒または見当識あり	2
軽い刺激で覚醒する	1
触覚刺激のみに反応する	0
身体活動	
命令で四肢を動かすことが可能	2
四肢の動きがいくらか弱い	1
四肢を自発的に動かせない	0
血行動態	
平均血圧が15％未満の変化	2
平均血圧が15〜30％の変化	1
平均血圧が30％より大きい変化	0
呼吸	
深呼吸が可能	2
咳ができる／頻呼吸	1
弱い咳しかできない／呼吸困難	0
酸素飽和度	
$SpO_2>90$（空気呼吸）	2
酸素投与を必要とする	1
酸素投与を行っても90％未満	0
術後疼痛	
痛みがない／軽い不快感	2
静注オピオイドにより中等度から高度の痛みをコントロール	1
頑固な強い痛み	0
術後嘔気	
ないか軽度の吐気	2
一過性の嘔気	1
持続する中等度から高度の悪心・嘔吐	0

合計14点満点、12点以上が必要。1項目でも0点があってはいけない。

術後鎮痛の考え方

　術後痛は、心血管合併症の引き金や 早期離床の妨げになるため、積極的に術後鎮痛を図ることが推奨されている。

　そんなこと昔から変わっていないと思うかもしれない。

　最近の麻酔薬や麻酔法の変化と抗凝固・抗血小板薬の予防投与が、術後鎮痛の考え方を変化させたのである。

　レミフェンタニル(アルチバ®)の使用で(p.172)、術中の鎮痛コントロールはあまり心配なくなったが、アルチバ®は術後にはもちこせないため、痛がらせずに麻酔を覚醒させるためには、否が応でもアルチバ®以外で鎮痛を行わなければならない。

　また、冠動脈疾患や脳血管疾患あるいは薬剤溶出性ステントが入っている患者の手術では、抗血小板薬や抗凝固薬が術前に使用されている。肺塞栓予防のために術後早期に抗凝固を始める症例が増えている。そのような症例では、不用意に硬膜外麻酔を行うことができない(以前は、術後鎮痛と言えば硬膜外麻酔が強力な武器だった)。

　そんな理由から、1つの技術や薬剤に頼らない鎮痛方法(マルチモーダルな鎮痛)が重要視されるようになった。

　術後鎮痛に使用できる薬剤としては、大別すると4つのカテゴリーの薬剤がある。

　これらは作用機序や作用部位が異なるため単独では鎮痛効果が少ないものでも組み合わせることで、より効果的な鎮痛が可能である。つまり、異なる部位に効く"ダブルブロック"である(図6-2)。

　①非ステロイド性消炎鎮痛剤

　　　(non-steroidal anti-inflammatory drugs：NSAIDs)

　②アセトアミノフェン

　③局所麻酔薬(硬膜外ブロック、末梢神経ブロック)

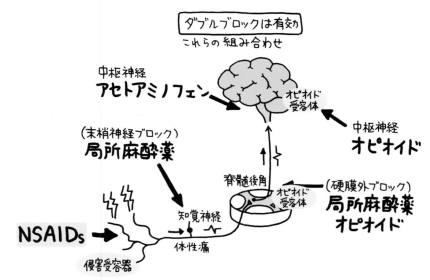

図6-2　術後鎮痛の薬剤の作用機序

表6-2　副作用の評価

オピオイド
呼吸抑制(呼吸数)、過鎮静(鎮静スコア)
悪心・嘔吐、掻痒感、尿閉
局所麻酔薬
四肢のしびれ(知覚、運動神経ブロック)
局所麻酔薬、オピオイド、NSAIDs
血圧低下

④オピオイド鎮痛薬、経静脈的自己調節鎮痛法(intravenous-patient controlled analgesia：IV-PCA)（オピオイド）

それぞれの薬剤の副作用や注意事項、観察ポイントを**表6-2**にまとめた。

最近では、多くの施設で麻酔科が中心となって術後鎮痛のためにオピオイドの自己調節鎮痛法(patient controlled analgesia：PCA)を行うようになった(**図6-3**)。

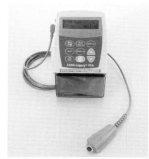

図6-3　PCA

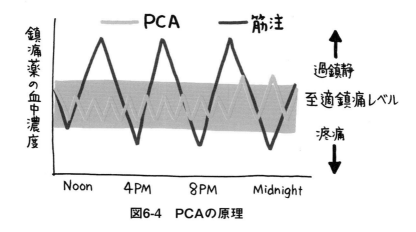

図6-4　PCAの原理

PCAの原理は、患者は痛みを感じたらボタンを押し、鎮痛薬の投与を受け、鎮痛が得られる。鎮痛が得られたら、ボタンをそれ以上押すことはなく、過剰な鎮痛薬は投与されない。PCAでは至適鎮痛レベルにある時間が長く、副作用である傾眠や呼吸抑制が少ない（**図6-4**）。

筋注の鎮痛薬の場合、痛みを感じてからナースコールを押し、看護師が準備をして患者のところにやってくる。その時はすでに痛みは強い。筋注すると痛みも治まるが副作用も出る可能性がある。天国と地獄を往復するため、うまく鎮痛ができている（至適鎮痛レベル）時間が少ない。

ただし、PCAは一般的にオピオイドを使用しているため、悪心・嘔吐などの副作用や掻痒感、尿閉などにより、使用制限がかかることがある。

その場合には、PCAのみに頼るのではなくマルチモーダルな鎮痛を考えることが大切である（**表6-3**）。

表6-3　PCA以外の鎮痛薬

NSAIDs

- ・ロピオン®50mg点滴静注　半減期5時間以上
- ・ボルタレン®坐薬（12.5mg、25mg、50 mg）

アセトアミノフェン

- ・アセリオ®15mg/kg点滴静注
- ・アンヒバ®坐薬（100mg、200mg）
- ・小児、10mg/kg

弱オピオイド

- ・ソセゴン®（ペンタジン®）静注、筋注
- ・レペタン®静注、筋注

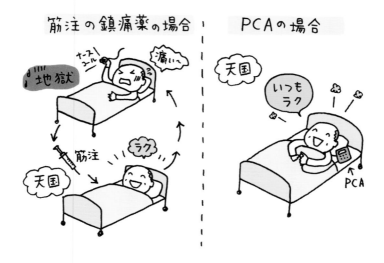

参考文献

1)　大塚将秀. 成人における気管チューブの抜管基準. 日本集中治療医学誌 2012;19:340-5.
2)　讃岐美智義. 麻酔科研修チェックノート改訂第7版　第3章 術中管理. 東京；羊土社：2022. p. 103.

7章

エピローグ

その場その場で
何を考えるか？
何を信じるか？

30分前は正しかったが、今は正しくないかもしれない。

　生命活動を減弱させる働きをする「麻酔」について本書で述べてきたような基本から見直すと、「生命」を維持するために、どれほどのことを施さなければならないかが実感できたであろう。

　麻酔のかけ始めにおいては、意識、呼吸、循環が立ち行かなくなるため、医学的な介入を行って、それぞれの確立を目指す。その後、麻酔および手術を行っている状態で生体がホメオスタシスを保つように維持し続ける。覚醒させてもよい状態になれば、覚醒させて十分に患者自身の力で生命活動が維持できる状態を作る。
　この「患者自身で生命活動が維持できる」というのは、状態の評価が大切である。合併症なく、安心できる術後を提供するためには術前、術中から仕事をしておかなければならない。
　これが、麻酔科医療における周術期管理である。

術前や術中管理においては、生命が維持されていればよいと考えるのか、術後の患者の姿を思い浮かべるのかによって管理はおのずと変わってくるはずである。

　術前の全身状態がよければ、術中は大丈夫なのか？

　術後は大丈夫なのか？

　大丈夫というのは、すべての患者で同じレベルではなく、術前患者の状態がよければよいほど、高度なレベルを要求される。手術の内容や時間、術者の力量によっても、周術期管理に要求されるレベルは異なるはずである。

　これらのことを考えると、麻酔科医のすべきことは、周りの状況によって大きく変わってくる。時々刻々変化する状況に対応する、その場、その場での総合的な判断能力が必要なのである。状況が変化したとき、それに対応できる柔軟性が必要なのである。患者の状態が今は安定していたとしても、どこでどのような介入をするかが問題なのである。

　術中は、秒単位や分単位での判断になることがあり、術後は、分単位や時間単位の判断になることが多い。そういった、「今」が連続して、周術期管理が行われていると考えることが大切である。

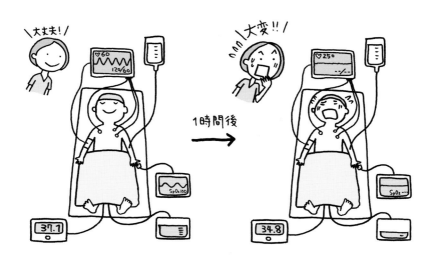

これからの麻酔科医に求められること

麻酔はゲームだ

　「麻酔への知的アプローチ」[1]という、非常に有名な麻酔科のバイブルがある。2022年現在、すでに11版を重ねており、いかに愛読されているかがわかる。

　そういう私も、初版からの熱狂的な読者である。著者の稲田先生はこの書籍の中で「麻酔は知的ゲーム」「麻酔は予測のゲーム」という表現を使っておられる。「麻酔は常に勝つことが求められるゲーム」であるということには強く同意できる。麻酔中に思い出してゲームに勝ち続けることを意識しながらやっている。本書「やさしくわかる！麻酔科研修」も多くの方々に読んで欲しいのだが、「麻酔への知的アプローチ」も、ぜひ読んでいただきたい麻酔科啓蒙書である。

　本当に「麻酔はゲームだ」と思う。患者の状態を常ににベストの状態に保つ必要があり、麻酔を維持することが求められるからである。危険な状態に陥らないように、危険の芽を摘みながら安定した状態を維持することが求められる。そういった感覚が身についている麻酔科医は、誰も麻酔は「常に勝つことが要求されるゲーム」に共感できるであろう。

作戦を立て、それに対して想定範囲内で患者に全身状態を維持する。たとえ想定範囲外のことが起きても、最小限に被害を食い止める。

最近では、術中の麻酔管理だけでなく、術前や術後管理まで麻酔のゲームに組み入れられた。麻酔科医の守備範囲が広がり、術後 ICU や術後疼痛管理などにも関与するようになった。

ゲームの結果は、患者の回復過程で明らかになるのだ。もちろん手術の巧拙によっても患者の回復は異なるのだが、手術以外の要因として、患者の生体環境（体内環境）をうまくコントロールできるかどうかが鍵を握っている。

チームで周術期管理[※]

術後の重症患者の ICU 管理は言うに及ばず、ERAS（enhanced recovery after surgery）というチームをあげての患者の早期回復プログラムや術後疼痛の遷延を起こさないような管理においても、術前からの作戦が大切である。

看護師、薬剤師、臨床工学技士、理学療法士などの職種がチームを作って、手術患者に対応する周術期管理チームができている病院も多い。

このチーム員は、「麻酔はゲームだ」に参加している。手術を受ける患者管理に対して、「常に勝つ」ことが要求されているのだ。

術前からの患者状態や手術内容の把握、術中、術後の管理すべてが、計画された状態（想定内）の範囲内に落とし込めるようにする専門集団が、周術期管理のスペシャリストである。そして、この中核的な存在が麻酔科医である。

※「周術期の（perioperative）」という形容詞がある。この日本語訳は、産婦人科や小児科の先生が使用される「周産期」を真似て作ったと諏訪邦夫先生は述べられている[2]。看護系の書籍では、「周手術期」という言葉が使われているが、筆者は「周術期」が正しいと啓蒙している。Wikipedia でも、「周術期」として解説されている[3]。

　術前、術中、術後を分断して考えてはいけない。患者はすべての時期を経験するのである。周術期管理では、当然のことではあるが、術前、術中、術後のすべての時期に対応せねばならない。

　麻酔科医は、「術中のみ」という意識ではなく、「周術期」という単位で考える必要があるというのは従来から言われていることであるが、それに加えて、周術期管理のリーダーになることやメディカルスタッフ教育のスキルも要求される。

　麻酔科医の顧客は、患者とその家族、外科医、周術期管理にかかわるメンバーなのである。

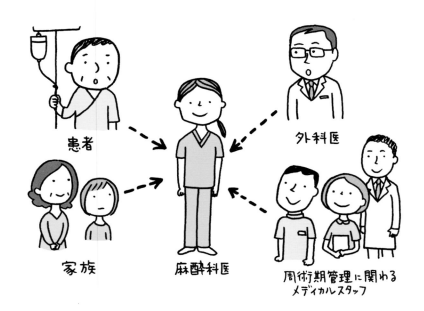

参考文献

1)　稲田英一. 麻酔への知的アプローチ　第11版. 東京；日本医事新報社：2020.
2)　諏訪邦夫、西立野研二編：周術期の薬と使い方. 東京；南山堂：1984.
3)　http://ja.wikipedia.org/wiki/ 周術期

お金の取れる麻酔、麻酔科医（讃岐塾基準）

お金の取れる麻酔、麻酔科医の意味

- 外科医、周術期管理にかかわるメディカルスタッフ（看護師、薬剤師、臨床工学技士、理学療法士など）に、「他の麻酔科医ならできるのではないか」と思われない麻酔科医
- 「この人に任せてうまくいかないのなら、仕方ない」と考えられるほど絶対的な信頼がある麻酔、麻酔科医

攻めの麻酔と守りの麻酔

「攻めと守り」というのは、囲碁や将棋だけではなく、経営や姿勢などにもよく使われる表現である。麻酔においても「攻めと守り」がある。

「守りの麻酔」とは、麻酔をかけることのみを考えて麻酔薬を漫然と流しておくことを指す。一方、「攻めの麻酔」とは、患者状態の変化、手術侵襲の変化を的確に捉えて、あるいは予測して積極的に輸液管理、循環管理、呼吸管理などを行い、適切な麻酔状態を作り出すことを指す。

「守りの麻酔」とは、手術侵襲が加わって患者の状態が変化してから麻酔深度を変化させる「後手の麻酔」を指すこともある。麻酔チャートのバ

イタル記録がギザギザになっていることを「後手に回る」とも表現される[1]。

お金の取れる麻酔、麻酔科医であるための条件（讃岐塾10カ条）

①目の前の症例に対して、ベストを尽くすこと（守りには回らないこと）

②常に1つの方法だけではなく、複数の選択枝を持つこと

③自分の行っていることに自信を持つこと、その姿勢を貫くこと

④他科の医師やメディカルスタッフに対して絶対的な信頼を得ること

⑤患者、患者家族、外科医、メディカルスタッフに対して満足が得られるように常に努力すること、その姿勢が見てとれること

⑥自分の専門領域の状況判断は、緊急事態以外では、すべて1人で行えること

⑦緊急事態の手に負えない症例については、躊躇せず他の医師を呼ぶことができること、その判断に従えること

⑧新しいことには、患者の安全を確保した上で常に挑戦すること

⑨専門領域の世の動向についての勉強とスキルの維持・向上を継続すること

⑩自分の仕事についての理解が得られるよう、仕事環境を整えるために麻酔科の仕事を広く啓蒙すること

参考文献

1)　讃岐美智義. 麻酔科研修チェックノート第7版. 東京；羊土社：2022. p.24.

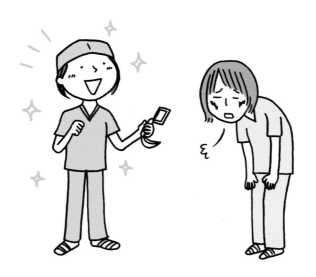

麻酔科医の
イメージの変遷

　昔の麻酔科医は、何でも五感で感じる必要があったので、イメージと
して描くととても恐ろしい化け物のようだった。

　一方、今の麻酔科医はどうだろう。麻酔が情報戦になったことからも、
かなりスマートなイメージになっている。讃岐塾では、アムロ[1]がガンダ
ム[2]を操縦しているようなモノだと説明している。患者と麻酔科医の間に
は、モニターや機器が介在するので、決して、五感のみでコントロール
できるわけではない。求められている能力も変遷しているのである。そ
こに気づくことが大切である。

参考文献
1)　　http://ja.wikipedia.org/wiki/ アムロ・レイ
2)　　http://ja.wikipedia.org/wiki/ 機動戦士ガンダム

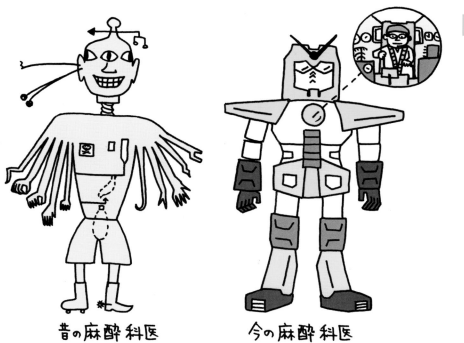

昔の麻酔科医　　　今の麻酔科医

「昔の麻酔科医」は"George P. Beck, M.D., Mnemonics as an Aid to the Anesthesiologist. Survey of Anesthesiology, Vol.6, 1962. The Williams and Wilkins Co. Drawn by Dr. Beck, June 20, 1960, at Parkland Memorial Hospital, Dallas, Taxas." を参考に作図

索 引

記号・番号

α 作用薬	115
β 作用薬	115
β 遮断薬	251
1 回拍出量	105
3-3-2 ルール	88

A ～ Z

ACE 阻害薬	254
airway	214
Aldrete Score	267, 268
amnesia	49, 153
analgesia	49, 153
apgar score	224
ARB (A Ⅱ受容体拮抗薬)	254
ASA-PS グレード	237
ATP	141
A ライン	127, 133
basal ganglia	151, 158
BIS (bispectral index)	56, 176, 180
BIS モニター	177
BMS (bare metal stent)	250
BVM	78
Ca 拮抗薬	251
chronic obstructive pulmonary disease (COPD)	251
CO_2 曲線	144
cortical centers	151, 158
CVCI (cannot ventilate, cannot intubate)	72

Delilkan サイン	78, 89
DES (drug eluting stent)	250, 254
DIC (disseminated intravascular coagulation)	253
DOPE	147
EC 法	85
EMG (electromyograph)	180
ERAS (enhanced recovery after surgery)	277
EtAC (end-tidal anesthetic-agent concentration)	186
$EtCO_2$	141
$EtCO_2$ モニター	143
general anesthesia	52
HES 製剤	110
IABP	253
iPad	36
IV-PCA (intravenous-patient controlled analgesia)	270
LEMON	88
line	215
MAC (minimum alveolar concentration)	157
MAC-awake	158
MAC-BAR	166
Macintosh 型喉頭鏡	88
McGRATH MAC	93

medulla	151, 158
metabolic equivalents (METs)	239
MOANS	78
monitor	215
muscle relaxation	49, 153
NIBP	131
NSAIDs (non-steroidal anti-inflammatory drugs)	269
oscillation	103
oxygen	214
PCA (patient controlled analgesia)	270
PCI (percutaneous coronary intervention)	250
PCV	98
$PetCO_2$	145
pharmacy	215
PIP 関節	82
PONV (post operative nausea and vomitting)	226, 227
PS (physical status)	234
PTC (post tetanic count)	182, 184
PTSD (post traumatic stress disorder)	182
regional anesthesia	52
SAS (surgical apgar score)	

	224
SIRS (systemic inflammatory response syndrome)	253
SOAPML	214
spinal cord	151, 158
SpO₂ モニター	267
SQI (signal quality index)	180
SR (suppression ratio)	180
suction	214
SWC (surgical wound classification)	209
TCI (target-controlled infusion)	199
TCI 設定値	201
TCI ポンプ	199, 200
TIVA (total intravenous anesthesia)	171
TOF (train of four)	182
triple airway maneuver	80
upper lip bite test	78
VCV	98
WHO 手術安全チェックリスト	207, 213, 224
X-blade	94

あ

アーチファクト	180
あいーん	81
浅い眠り	230
アシドーシス	138
アスピリン	250
アセトアミノフェン	269
アティバン	22
アドレナリン	116, 120, 139
アドレナリンのα作用	109

アドレナリンのβ作用	109
アプガースコア	224
アルチバ	150, 210, 269
アルドレートスコア	267, 268
アルブミン製剤	110

い

意識	57, 59, 61, 267
意識消失	41, 46
痛み	267
インスリン抵抗性ホルモン	25

う

運動	153
運動不能	46

え

エーテル	40, 150
エスラックス	150
エピネフリン	139
エフェドリン	115, 117
延髄	151, 158
エンフルラン	172, 174

お

オシロメトリック法	103, 104
悪心・嘔吐	267
オピオイド	50, 155, 159, 165, 168, 171, 172, 227, 229, 270

か

外呼吸	141
外呼吸 - 循環 - 内呼吸	142
外傷	138
外旋	81, 84
回内	81, 84
加温	61, 227
覚醒	43, 162, 212
覚醒状態	156

覚醒遅延	226, 260
拡張期圧	106, 129
拡張期血圧	103
合併症	69
カテコールアミン（カテコラミン）	25, 198
カニスタ	188
カフ	102
カプノメータ	101, 141
換気	141
換気困難・挿管困難	72
換気状態の3段階評価	75
肝機能障害	253
換気モード	98
換気量計	63
観血的動脈圧	105, 129, 133, 134
冠動脈疾患	269
冠動脈ステント留置	250
肝不全	253
ガンマ計算	197

き

気管支痙攣	251
気管支ファイバー	88
気管挿管	30, 86, 212
危機的出血への対応ガイドライン	213, 220
機器トラブル	186
キセる麻酔	228
喫煙	252
気道確保	16, 67, 86
気道確保困難	217
気道管理アルゴリズム	73, 74, 213, 217
気道困難アルゴリズム	76
気道内圧計	63
気道内圧パターン	98
気道閉塞	16, 59, 89
揮発性吸入麻酔薬	150
救急蘇生のABC	16, 66

急性の肺血栓・塞栓症　256
吸入麻酔　52, 155, 157,
　　　　　162, 171, 186,
　　　　　190
急変　222
強心薬　112, 115
局所麻酔　52, 269
虚血心　138
虚血性心疾患　250, 252
起立性低血圧　59
近位指節間関節　82
禁煙指導　252
筋弛緩　41, 49, 50, 153
筋弛緩モニター　182
緊張性気胸　138

く
区域麻酔　52, 54, 137, 267
口麻酔　243
グルカゴン　25
グルココルチコイド　25
クロスフィンガー　91

け
経静脈的自己調節鎮痛法　270
外科的糖尿病状態　25
血圧　57, 61
血圧・心拍数（脈拍）の4パ
　ターン　125
血圧低下　59
血液/ガス分配係数　161
血管拡張　109, 112
血管収縮　109
血管収縮薬　115
血管内留置針　93
血中濃度　201
血糖コントロール　252
ゲデルの麻酔深度表　151, 152
健忘　49, 153

こ
降圧薬　254
効果部位濃度　201
交感神経　25, 28, 41, 46,
　　　　　47, 48, 59, 63, 65,
　　　　　69, 109, 137, 150,
　　　　　166, 167, 169, 221,
　　　　　255
抗凝固薬　269
高血圧　101, 108, 251, 260
抗血小板薬　250, 254, 269
抗血栓薬　249
膠質液　110
甲状腺ホルモン　25
高/低カリウム　138
喉頭鏡　93
喉頭痙攣　251
高二酸化炭素血症の許容　101
後負荷　113, 115
興奮期　69, 152
興奮状態　226, 260
硬膜外カテーテル　256
硬膜外麻酔（ブロック）
　　　　　52, 53, 256, 269
呼気 CO_2 曲線　144
呼気 CO_2 モニター　61
呼気終末二酸化炭素濃度　141
呼気終末麻酔薬濃度　186
呼吸　57, 61, 267
呼吸運動　137
呼吸停止　16, 59
コミュニケーション　243
コロトコフ音　102, 104
コンパートメントモデル
　　　　　199, 200

さ
再呼吸回路　188, 216
最小肺胞濃度　157
済生備考　40
サイフォニング現象　196

細胞障害　137
細胞内呼吸　141
酒飲み　159
左室肥大　251
産科危機的出血　223
酸素投与　267
三大血管病　256

し
ジアゼパム　22
止血　67
自己調節鎮痛法　270
自己抜管　69
死兆交叉　124, 223
自動血圧計　61, 103, 104
自発呼吸　97
シバリング　69, 226, 227,
　　　　　260, 267
従圧式換気　98
収縮期圧　104, 106
収縮期血圧　103
周術期管理チーム　277
従量式換気　98
手根骨 CM 関節　82
手根中手関節　82
手術期　152
手術侵襲　186
手術創の分類　209
手術麻酔の ABCDE　67
出血　138
出血傾向　253
術後　262
術後鎮痛　269
術後疼痛　226
術前冠動脈再建術　250
術前診察　241
術中覚醒　186
術直後　262
循環　267
循環管理　67
循環虚脱　16

索 引

循環血液量	109
循環のサポート	16
昇圧（薬）	109, 110
晶質液	110
静脈麻酔（薬）	52, 159, 171
ショック	253
ショック指数（SI）	123, 223
徐脈	59
自律神経系障害	252
シリンジポンプ	36, 194
侵害刺激	58
心筋梗塞	251, 256
神経筋接合部	182, 184
神経系抑制	137
神経叢麻酔（ブロック）	52, 53
神経麻酔（ブロック）	52, 53, 256
人工呼吸	16, 253
人工心肺	104, 133
心室内最大圧	105
心収縮抑制	109
心収縮力	26, 109, 111, 113, 127
浸潤麻酔	52
心タンポナーデ	138
心停止	104
心的外傷後ストレス障害	182
心電図	61
心電図モニター	122
振動	103
心肺停止時の鑑別診断（6H6T）	138
心肺補助	253
心拍数	47
深部静脈血栓症	256
腎不全	253
深麻酔ショック	104

す

推定出血量	224
睡眠	230

睡眠紡錘波	176
スーパー外科医	203
スーパー麻酔科医	205
スガマデクス	155, 172
ステント内血栓症	250
スニッフィング位	80
スパイロメトリー	63
素振り	95
スライド交換	198

せ

生体管理	44
生体情報モニター	36, 61
生体防御反応	137
成長ホルモン	25
声門上器具	87
咳	59, 69, 97, 265
脊髄	151, 158
脊髄くも膜下麻酔（ブロック）	52, 53
脊椎麻酔	52, 256
セボフルラン	155, 165, 172, 228
全静脈麻酔	171
全身状態良好	234
全身性炎症反応症候群	253
全身麻酔	15, 52, 54, 109, 137, 230
全身麻酔状態	60
全身麻酔の3要素と4条件	41
先手やぶ医者方式	32
前負荷	113, 115
浅麻酔	186

そ

挿管困難	252
臓器障害	137
早期離床	257, 269
ソーダライム	190

た

体温	57, 61, 267
体動	41, 59, 69, 97, 133, 137, 153, 155, 158, 167, 168, 172, 174, 182, 230
大動脈解離	256
大動脈弁	129
大動脈弁閉鎖ノッチ	105, 128, 129, 130
体内環境	156
大脳基底核	151, 158
代用血漿剤	221
大量出血による死の3徴	219
ダブルキセル	229

ち

チーム	277
チエノピリジン系薬剤	250
知覚	153
知覚消失	41, 46
知覚神経	137
中枢神経	52
チューブエクスチェンジャー	88
聴診器	104
調節呼吸	97
鎮静レベル	15

て

帝王切開	223
低血糖	138
低酸素	138, 226
低酸素状態	137
低体温	59, 138
ディプリバン	18, 22, 186
デカドロン	228
デキサメタゾン	228
デスフルラン	190
テタヌス刺激	184
電気，ガス，水道	192

電子麻酔記録　　　　　　36
伝達麻酔　　　　　　　　53

と

透析患者　　　　　　　253
糖尿病　　　　　　　　252
頭部後屈　　　　　　　80
動脈圧波形　　　129, 132
動脈圧モニタリング　　127
動脈ライン　104, 127, 133
トータルフロー　　　　190
トーテンクロイツ　　　124
ドパミン　　　　115, 117
ドブタミン　　　116, 118
トランスデューサー　　134
ドロペリドール　　　　228
ドロレプタン　　　　　228

な

内呼吸　　　　　　　　141
なまり　　　　　　　　135

に

尿量　　　　　　　57, 61
にょろにょろ　　　　　176

ね

年齢　　　　　　　　　160

の

ノイズ　　　　　　　　180
脳血管疾患　　　　　　269
脳血流　　　　　　　　107
脳卒中　　　　　　　　251
脳波モニター　61, 63, 182
ノルアドレナリン　116, 119
ノルモカプニア　　　　101
ノンテクニカルスキル　73
ノンレム睡眠　　　　　230

は

バースト　　　　　　　22
パーミッシブハイパーカプニ
　ア　　　　　　　　　101
バイアスピリン　　　　254
肺合併症　　　　　　　251
バイタルサイン　35, 57, 61,
　　　　　　62, 264, 265
肺動脈塞栓　　　　　　138
肺胞内濃度　　　　　　164
白斑症　　　　　　　　19
播種性血管内凝固症候群　253
抜管　　　　　　　　　212
バッキング　　　　　　97
バッグバルブマスク　　78
バランス麻酔　　41, 49, 153,
　　　　　　155, 165, 171
バリウム　　　　　　　22
パルスオキシメータ
　　　　　　22, 61, 101,
　　　　　122, 127, 132
ハロセン　　　　172, 174
パンクロニウム　　　　172
反射　　　　　　　　　153
半閉鎖（式）回路　188, 216

ひ

非観血血圧　　　　　　131
皮質中枢　　　　　151, 158
非ステロイド性消炎鎮痛剤
　　　　　　　　　　269
ビデオ喉頭鏡　　　88, 93
皮膚切開刺激　　　　　168
表面麻酔　　　　　　　52
貧血　　　　　　221, 253
頻脈　　　　　　　　　260

ふ

不安の除去　　　　　　16
フェニレフリン　　115, 117
フェンタニル　98, 165, 172

フォレスターの分類　　112
副交感神経　　46, 47, 48
ブジー　　　　　　　　88
プライミング　　　　　196
フラッシュ　　　　　　135
プラトー圧　　　　　　99
フランク・スターリング曲線
　　　　　　　　　　111
プリンペラン　　　　　228
ふるえ　　　　　　　　260
フローメータ　　　　　63
ブロック針　　　　　　93
プロポフォール　18, 98, 155,
　　　　　　160, 172, 228

へ

ベアメタルステント　　250
平均血圧
　　　103, 104, 106, 146
閉鎖式回路　　　　　　188
並列交換　　　　　　　198
ヘスパンダー　　　　　110

ほ

補助循環　　　　　　　112
ホメオスタシス　156, 260,
　　　　　　　　　　274
ボルベン　　　　　　　110

ま

麻酔から覚醒　　　　　68
麻酔科力　　　　　　　156
麻酔器　　　　36, 93, 188
麻酔記録　　　　　　　35
麻酔の組み立て　　　　212
麻酔博物館　　　　　　27
麻酔必要量の増加　　　186
マスク換気　　　78, 143
末梢血管（拡張）　47, 59
末梢神経ブロック　　　269
麻痺期　　　　　　　　152

マランパチ分類　　　　　89
マンシェット
　　　　102, 104, 133, 134
慢性閉塞性肺疾患　　　251

み
ミダゾラム　　　　19, 22
ミトコンドリア　　　　141
脈圧　　　　　　105, 106
脈拍　　57, 61, 122, 135

む
無痛期　　　　　　　152
無痛性心筋梗塞　　　252

め
迷走神経優位　　　　　59
メトクロプラミド　　　228

も
モ原病　　　　　134, 135
モニター　　　　35, 135
モニタリング　　　　　21

や
薬剤の投与ミス　　　186
薬剤溶出性ステント
　　　　　　　250, 269
薬物　　　　　　　　138
やぶ医者　　　　32, 34
やぶ医者方式　　　　　32

ゆ
有害反射の抑制　　　　41
輸液　　16, 67, 109, 110,
　　　111, 112, 113, 133,
　　　192, 195, 196, 215,
　　　219, 226, 227, 228,
　　　　　　　　　248

よ
陽圧換気　　　　　　78

陽圧呼吸　　　　　132
予測血中濃度　　　　35

り
リークテスト　　　　265
リズム　　　　　　230
リドカイン　　　　　19
利尿薬　　　　112, 251

れ
レミフェンタニル
　　　150, 155, 171, 172,
　　　　210, 229, 269

ろ
ロクロニウム　150, 155, 172
ロラゼパム　　19, 22, 23

著者紹介

讃岐美智義（さぬき　みちよし）
1961 年　愛知県名古屋市で出生
1987 年　広島大学医学部卒業
2007 年　広島大学病院麻酔科　講師
2018 年より　国立病院機構 呉医療センター・中国がんセンター麻酔科科長

主な著書：「Dr. 讃岐流 気管挿管トレーニング ビデオ喉頭鏡でラクラク習得！」（学研メディカル秀潤社），「麻酔科研修チェックノート」（羊土社），「麻酔と救急のために」（麻酔と蘇生編集部），「ナースのための手術室モニタリング攻略ガイド」（メディカ出版）

麻酔科定番サイト：msanuki.com の管理人（URL：https//msanuki.com）
著者のブログ：masuika.org（URL：http://masuika.org）

ライフワーク

　麻酔科「讃岐塾」は、いつ、誰が命名したのかは定かではないが、いつの頃からか、そのように呼ばれるようになった。話している内容は同じだが、わかりやすさを追求するために相手に合わせてレベルを変えている。最近は、テレビの影響もあり「池上さん」よりわかりやすいとか、「池上さん」のようにわかりやすいとかいう評判をいただくことがある。この評判は、嬉しい限りであるが、決して麻酔科の「池上さん」を目指しているわけではない。

　若い頃から、自分の仕事を楽にしようと研修医や若手医師、看護師教育に力を注いできた。そのスタイルは、地のままで自然体そのものである。それがかえって、うけているのではないかと思っている。いつも新しい話題を提供しつつ、オリジナルのギャグを交えながら解説を行うスタイルは「讃岐塾」の真骨頂である。若手の人びとに、いつものように解説をしていると、師長クラスの方々が、密かに近づいてきて傍聴（盗聴？）しているのを目にすることが多くなった。それも、私にとっては励みになる。多くの方々が、この「讃岐塾」の良さに気づいてくれているのは嬉しい限りである。

　ここまで書いて思ったが、超天然前向き思考であるこの性格が受けているのかも。これからも「讃岐塾」が多くの人びとを巻き込んで、周術期医療に貢献できたらいいなと思っている。

　「出張、讃岐塾」も、時間が合えば可能ですので、まとまった企画があればお知らせください。連絡先は、msanuki.com を参照ください。

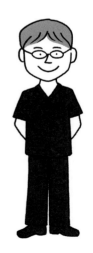

やさしくわかる！ 麻酔科研修 改訂第2版

2015 年 6 月 5 日　第 1 版 第 1 刷発行
2023 年 2 月 14 日　改訂第 2 版 第 1 刷発行

著　者	讃岐美智義（さぬきみちよし）
発行人	土屋　徹
編集人	小袋朋子
発行所	株式会社Gakken
	〒 141-8416 東京都品川区西五反田 2-11-8
印刷・製本	株式会社 広済堂ネクスト

この本に関する各種お問い合わせ
【電話の場合】本の内容については　Tel 03-6431-1211（編集）
　　　　　　　在庫については　Tel 03-6431-1234（営業）
　　　　　　　不良品（落丁，乱丁）については　Tel 0570-000577
　　　　　　　学研業務センター　〒 354-0045 埼玉県入間郡三芳町上富 279-1
　　　　　　　上記以外のお問い合わせは　Tel 0570-056-710（学研グループ総合案内）

※「秀潤社」は，株式会社Gakken の医学書・雑誌のブランド名です．

装幀	渡邊民人（TYPEFACE）
DTP	中澤慶司
イラスト	坂木浩子
編集協力	石井真紀